Behandlung der Syphilis

SONDERDRUCK AUS

E. Hoffmann

Die Behandlung der Haut- und Geschlechtskrankheiten mit kurzer Diagnostik

6. Auflage 1937

Seite 243—299

A. MARCUS & E. WEBER'S VERLAG

Berlin

Die Behandlung der Syphilis mit kurzer Diagnostik

Von

Dr. med. Erich Hoffmann

o. ö. Professor an der Universität Bonn
auswärt. Mitglied des Chemotherapeutischen Instituts
in Frankfurt a. M.

Mit 26 Abbildungen im Text und 1 farbigen Tafel

A·M·&·E·W·

Printed in Germany
Druck von Metzger & Wittig in Leipzig

Syphilis, Lues venerea, Lustseuche

Die früher weit häufigere Syphilis ist eine chronische Infektionskrankheit, deren Erreger die Spirochaeta pallida (Sp. p., Treponema pallidum), das Syphilis- oder Lustschräubchen (Fritz Schaudinn-Erich Hoffmann 1905) ist. Sie wird gewöhnlich (in 80 bis 85 %) beim Geschlechtsverkehr, seltener als extragenitale Infektion durch Küsse, sonstige direkte und indirekte Berührungen (mit Fingern, Löffeln, Gabeln, ärztlichen Instrumenten, Blasinstrumenten, Zahnhölzern, Zahnbürsten, Zigarrenspitzen, Spielzeug usw.) übertragen,

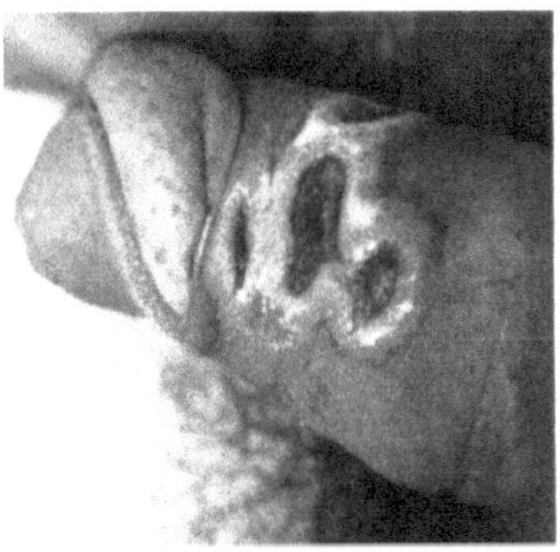

Abb. 1. Multiple harte Schanker des Penis.

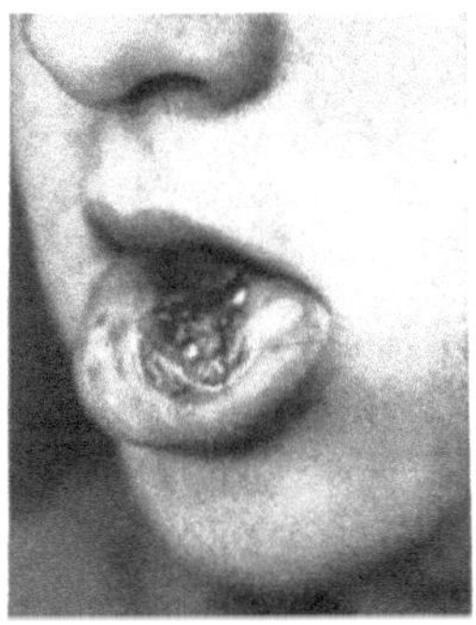

Abb. 2. Syphilitischer Primäraffekt der Lippe mit starkem Ödem.

wobei meist eine geringfügige Verletzung die Eingangspforte bildet. Außer dieser erworbenen Syphilis (Lues acquisita) gibt es eine angeborene (L. congenita), die durch die Plazenta von der Mutter auf die Frucht übergeht; wie die spermatogene rein paterne ist auch die oogene Übertragung völlig unbewiesen, die Regel „ohne syphilitische Mutter kein syphilitisches Kind" dagegen fast allgemein anerkannt.

Außer der häufig betroffenen Haut und den Schleimhäuten können im Lauf der Erkrankung alle anderen Organe (innere und Sinnesorgane, Knochen-, Gefäß- und Nervensystem) befallen werden und in mannigfachster Weise erkranken. Das erklärt die ungemeine Polymorphie („die Syphilis gilt als der Affe unter den Krankheiten") und die Notwendigkeit, differentialdiagnostisch stets an sie zu denken.

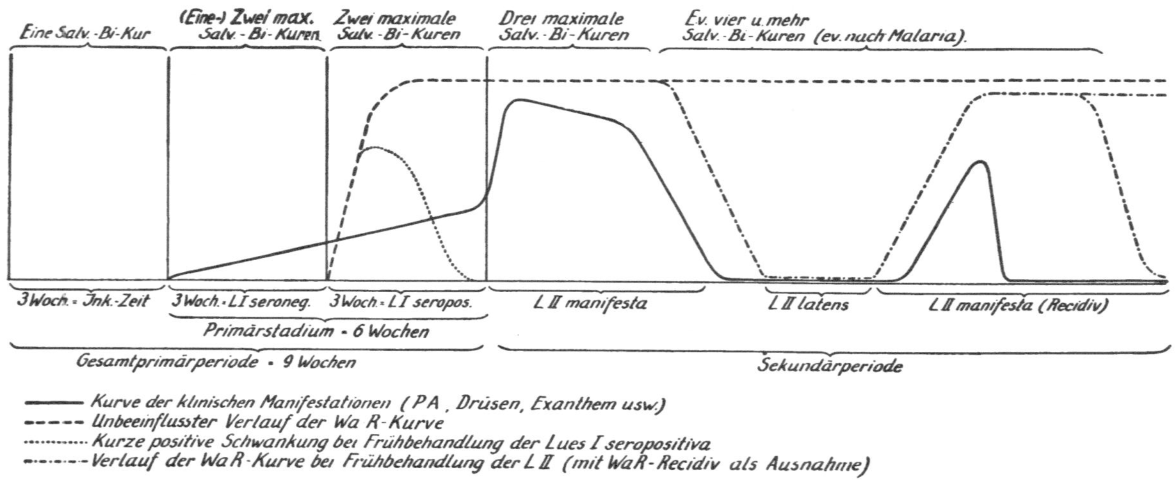

Abb. 3. Kurve des Syphilisverlaufs und der Kurfolge.

Syphilis des Erwachsenen, Lues acquisita

Verlauf, Haut- und Schleimhauterscheinungen. Bei erworbener Syphilis entsteht etwa 3 Wochen nach der Ansteckung ein kleiner, sich schnell vergrößernder und hart werdender Knoten, der harte Schanker oder Primäraffekt (Ulcus durum, Initialsklerose), der meist eine kreisrunde bis ovale erodierte, selten tiefer ulzerierte, rotbräunliche (schinkenfarbige) oder graubelegte Oberfläche zeigt, die seröse Flüssigkeit (Reizserum) absondert. Meist ist er in der Ein-, selten in der Mehrzahl (2—3), noch seltener in größerer Zahl (10—20 und mehr) vorhanden. Am häufigsten sitzt er an den Genitalien (Glans, Sulcus coronarius, Urethra, Präputium, Skrotum, Vulva [Labien, hintere Kommissur], Anus, Portio vaginalis, Cervixkanal); seltener extragenital (Lippen, Tonsillen, Zunge, Nasenseptum, Finger, Nagelfalz, Mammille, Gesicht oder beliebige Stelle der Haut). Seine mannigfachen Formen, auch mit mehr oder weniger starkem indurativen Ödem, sind aus der Tafel sowie Abb. 1 u. 2 ersichtlich. Kurz nach oder schon bei seinem Auftreten werden die regionären Drüsen vergrößert, hart und meist einzeln fühlbar (multiple Drüsenschwellung, Polyscleradenitis multiplex, Bubo indolens), ohne zu schmerzen; am Penis ist auch oft der dorsale Lymphstrang verhärtet. Etwa 6 Wochen nach Beginn des Schankers, also 9 Wochen nach der Ansteckung, treten die ersten Allgemeinerscheinungen (Roseola, papulöses oder gemischtes Exanthem, Schleimhautplaques, Angina, s. Tafel) auf, nachdem schon vorher allgemeine harte Drüsenschwellung bemerkbar wurde. Seltener zeigt sich ein lichenoides, varizelliformes, varioliformes, pustulöses oder gar frühulzeröses Exanthem (Rhypia syphilitica). Die damit beginnende Sekundärperiode ist später durch Auftreten symmetrischer Exanthemrezidive (großfleckige und annuläre Roseola, papulöse oder gemischte Ausschläge), hochinfektiöser nässender Papeln an Genitalien, Anus, Achseln usw. (breite Kondylome) und Schleimhäuten (Plaques muqueuses erosiver, opaliner, papulöser und ulzeröser Art im Mund, Hals usw.) gekennzeichnet, aber auch in ihr sind die inneren Organe und das Nervensystem nicht selten bereits erkrankt (Veränderungen der Spinalflüssigkeit). Abb. 3 zeigt eine übersichtliche Darstellung der

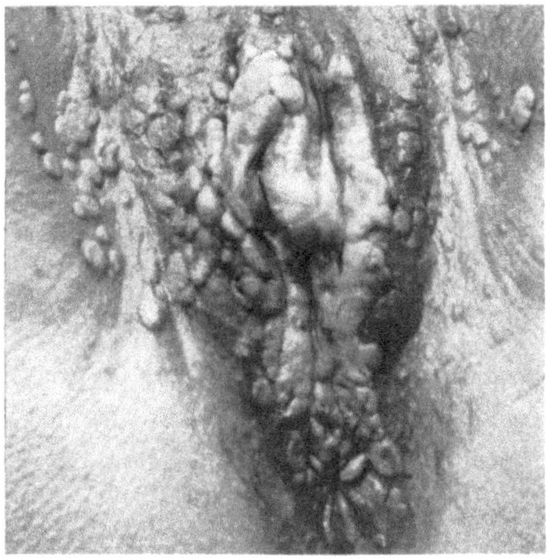

Abb. 4. Nässende Papeln am Genitale und Anus.

Frühperiode; Abb. 4—9 geben verschiedene Früh-, Rückfall- und Späterscheinungen wieder.

In der nach 2—5 Jahren einsetzenden Tertiärperiode sind mehr beschränkte, zu Zerstörung neigende Exanthemformen (papulöse, gummöse ulzeröse, seltener auch makulöse) in meist nicht symmetrischer Anordnung vorhanden; Erkrankungen im Munde, an und in der Nase führen zu schweren Zerstörungen mit Perforation des Gaumens und Septums (Ostitis, Periostitis usw.). Selten kommen, neben Kopfschmerz, salizylrefraktäre Gelenkerkrankungen (Polyarthritis syph.) in der Früh- und Spätperiode vor; das Sternoklavikular-, Kiefergelenk u. a. sind öfters betroffen (nächtliche Exazerbation), Periostitiden (schmerzhafte passagere in der Eruptionsperiode an Rippen, Schädel, Tibien usw.) begleiten sie oft (Röntgendiagnose wichtig). Viszerale und Neurolues, also Erkrankungen der inneren Organe (Leber, Nieren, Hoden, Gefäße usw.) und des Nervensystems sind nicht ganz selten. Endlich können sich die am meisten gefürchteten Spätfolgen (Tabes, Paralyse, Mesaortitis) entwickeln, die auch auf Ansiedlung der Sp. p. beruhen; daneben kommen Blindheit (Optikusatrophie) und Ertaubung (Akustikuserkrankung) mitunter vor. Beachtung der Reflexe (Pupillen usw.), Sinnesorgane und Gefäße ist deshalb ungemein wichtig.

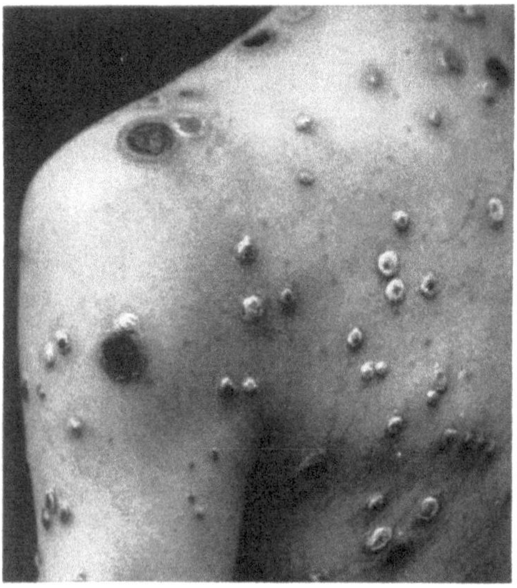

Abb. 5. Varioliformes und ulzeröses Frühsyphilid.

Als praktisch bedeutsam, weil oft verkannt soll die Rachen-, Zungen- und viszerale Syphilis, zumal der Frühperiode, besonders hervorgehoben werden.

Angina syphilitica. Die Tonsillen zeigen, abgesehen von ein-, seltener doppelseitigen Primäraffekten (Härte, Abblassen auf Druck mit dem Glasstab, regionäre Drüsen; vgl. Tafel, Fig. 5 u. 6), bei L. II selten nur Erythem, häufiger opakgraue Flecken, Plaques, zuweilen stark hypertrophische luxurierende Papeln (auch beetförmige) oder dicke, weiße, membranöse, Diphtherie vortäuschende Beläge. Nicht ganz selten tritt schon frühzeitig auch ulzeröser Zerfall ein, ähnlich dem bei Plaut-Vincentscher Angina, die auch sekundär aufgepfropft sein kann. Übergreifen auf weichen und harten Gaumen und Plaques im Munde sind für Lues kennzeichnend. Jede chronische Angina ist als luesverdächtig anzusehen, zumal wenn sie nur geringe Beschwerden macht. Gummen an der Tonsille usw., die schon früh

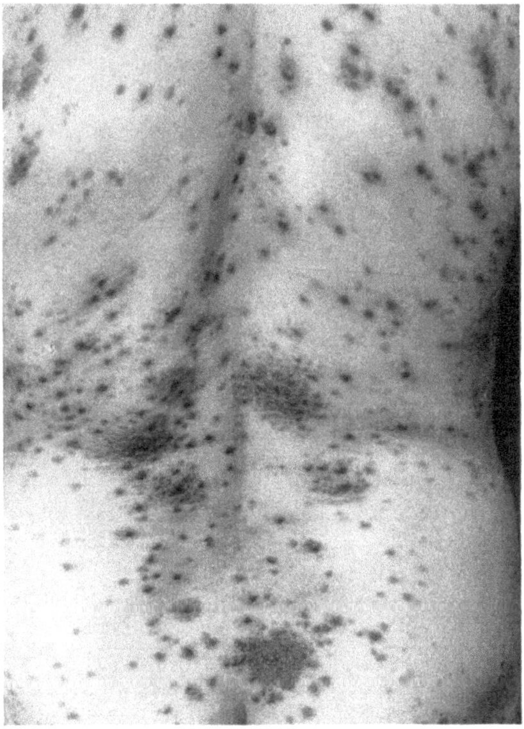

Abb. 6. Satellitiformes (Bomben-) Syphilid.

auftreten können, neigen zu schnellem Zerfall und reagieren prompt auf Jodkali und Neosalvarsan.

Zungensyphilis. An der Zunge kommen außer erodierten und ulzerierten Primäraffekten (an Spitze, Rand, Rücken, z. T. Ca-ähnlich) in der Frühperiode runde oder ovale erosive, opaline, ulzerierte und rhagadiforme Plaques und am Zungenrücken auch glatte rote, wie rasierte Flecken, Plaques lisses, und knopfförmige gekörnte, sog. Zuckerplätzchenpapeln vor. In der Spätperiode sind neben gruppenförmigen, oberflächlichen, kleinknotigen Syphiliden auch größere, tief in der

Muskulatur gelegene harte Gummen, die erweichen, aufbrechen und kraterförmige Geschwüre bilden können, zu beachten; ferner oberflächlichere, einer Leukoplakie ähnliche und tiefere, zirrhotisch gefurchte, derb platten- und krebsartige Herde, Glossitis sclerosa (Fournier) am Zungenrücken; endlich tubero-serpiginöse bzw. ulzeröse Schleimhautsyphilide und die glatte Atrophie des Zungengrundes, eine Folge des Schwundes der Balgdrüsen (Follikel). Manche Formen der anscheinend einfachen Leukokeratose beruhen auf alter Lues und Tabakreiz. Erosive Plaques zeigt Tafel, Fig. 4.

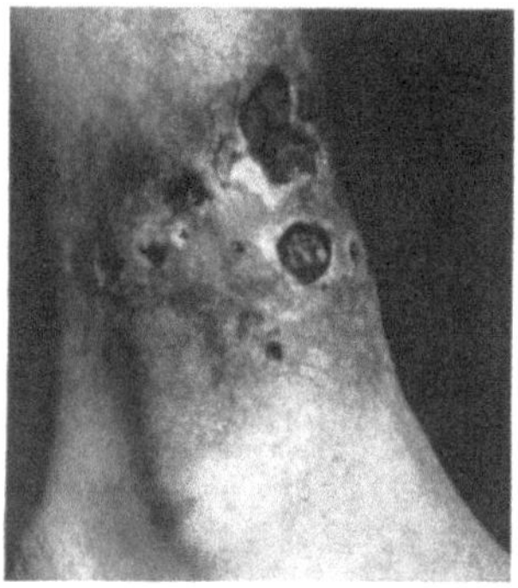

Abb. 7. Tertiäres ulzeröses Syphilid des Unterschenkels.

Viszerale Lues kann auch schon in der Frühperiode Nieren, Leber, Milz, Lunge usw. ergreifen und wird oft verkannt, wie auch eine auf asymptomatischer Infektion beruhende Anämie oder Kachexie. Syphilitisches Fieber (remittierend, auf spezifische Behandlung prompt reagierend) ist selten.

Die akute syphilitische Nephrose, N. syph. praecox, tritt selten schon vor oder mit, sonst nach der Roseola auf. Der Eiweißgehalt ist auffallend hoch und kann 10 bis 50‰ und selbst mehr betragen; erhebliches, nicht immer vorhandenes Ödem verdeckt mitunter Primäraffekt und äußere Erscheinungen. Später kommen mehr chronische, besonders interstitielle und gummöse Nierenerkrankungen vor, bei schwerer L. III auch Amyloidose.

Syphilitische Gelbsucht kann als Icterus syph. praecox schon frühzeitig auftreten, wobei Gelbfärbung Exantheme schwerer erkennbar macht. Auch bei Salvarsan-Ikterus spielt die Lues oft eine ursächliche Rolle (vgl. dort). Spätere Erkrankungen sind chronisch, interstitiell bzw. gummös und führen zur großlappigen Schrumpfleber, Hepar lobatum. Gummen können hier, wie auch sonst, Krebs vortäuschen.

Milzschwellung ist in der Frühperiode mitunter, aber meist unbedeutend vorhanden; später kommt sie gelegentlich, zumal bei Leberlues, vor.

Lungensyphilis ist bei früher L. II selten, kann aber als ein- oder doppelseitiges Tbc.-ähnliches Infiltrat mit Fieber auftreten, wobei TB. fehlen und Jodkali bzw. Neosalvarsan prompt wirken. In der Spätperiode mehr indurative Prozesse; auch im Unterlappen. Röntgenbild gibt öfters Hinweise (vom Hilus ausstrahlende Stränge).

Hodensyphilis tritt meist erst in der Spätperiode als gummöse Orchitis in Form derber, selten auf den Nebenhoden übergreifender Knoten oder eines sehr großen höckerigen Tumors auf („Sarcocele" syph.). Gleichzeitige oder alleinige interstitielle Orchitis kann zu Hodenatrophie führen. Selten ist eine schon in der Sekundärperiode vorkommende, wenig schmerzende ein- oder doppelseitige Epididymitis; selten sind auch gummöse Knoten in der Prostata (vgl. Epididym. gon. usw.).

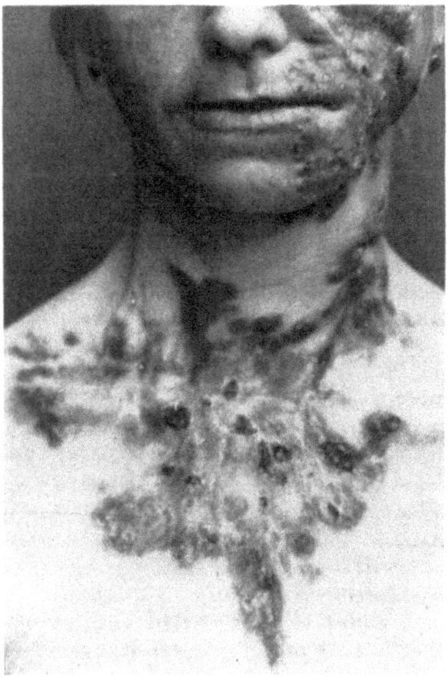

Abb. 8. Ulzeroserpiginöses Spätsyphilid der Brust und des Gesichtes.

Außer der schon erwähnten Periostitis acuta und der Arthrolues praecox kommen später ossifizierende Periostitiden mit starken Knochenauftreibungen (Knoten an Schädel, Tibien, spindelförmige Clavicula usw.), gummöse Osteomyelitis mit Sequesterbildung (dolores nocturni) vor.

Cephalea syphilitica tritt als heftiger, oft nachts gesteigerter Kopfschmerz, mitunter zugleich mit Abblassen (Anämie) schon in der Frühperiode als Zeichen meningealer Reizung auf. Weiteres vgl. Neurolues.

Sehr wichtig ist die genaue Untersuchung der Sinnesorgane, wo knötchenförmige Iritis, Neuritis optica, Ertaubung u. a. schon bei früher L. II vorkommen.

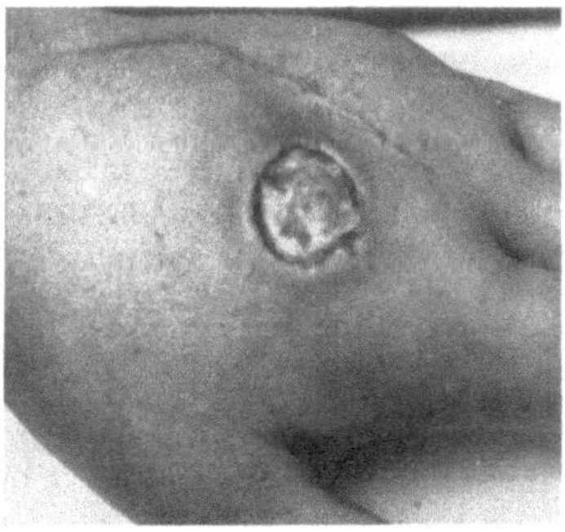

Abb. 9. Isoliertes Gumma der Hand mit Operationsnarbe.

Lues asymptomatica. Häufiger als früher verläuft die Syphilis ohne Symptome, entsprechend der „stummen Infektion“ bei Kaninchen, Mäusen usw. Öfters ist dann Skleradenitis multiplex zu finden (Lymphoglandulae cubitales, axillares, cervicales usw.), zuweilen auch Pupillen- und Hörstörungen. Serologische Reaktionen und Spirochäten vom Geschabe der Tonsillen bzw. Cervixschleimhaut sind, wie bei sonstigen unklaren Fällen, diagnostisch entscheidend.

Genaueste klinische **Differentialdiagnose** ist trotz aller neuen Laboratoriumsmethoden ungemein wichtig. Den Primäraffekt kennzeichnet die abgezirkelte runde oder ovale Erosion oder flach abfallende Ulzeration, die Schinkenfarbe, Härte, seröse Sekretion, die ihn regelmäßig begleitende indolente prallharte Drüsenschwellung, die feinknotige harte Beschaffenheit des dorsalen Lymphstrangs bei genitalem Sitz meist gegenüber dem eiternden, locheisenartig ausgestanzten, schmerzhaften, speckig belegten Ulcus molle mit seinem feinzernagten, weniger harten Grund und Rand, dem polyzyklischen nicht derben Herpes genitalis, der prallen aber akut entzündlichen Vakzineeruption, dem harten hornigen, langsam wachsenden, zunächst keine Drüsenschwellung zeigenden Epitheliom, der Tuberkulose usw. Entscheidend ist der Spirochätenbefund, der bei jeder noch so kleinen Erosion und Ulzeration sorgsamst, evtl. mehrfach zu erheben ist.

Bei sekundärer Syphilis ist das Leukoderma colli (selten auch bei Psoriasis, Parapsoriasis), die mikroareoläre Alopezie (nicht ganz kahle, haararme kleine rundliche und unregelmäßige Stellen, oft auch in Brauen und Zilien), der polymorphe Charakter des Exanthems (nicht schuppende Roseolen, derbe, kupfer- bis braunrote Papeln, krustöse Papeln der Kopfhaut, schuppende infiltrierte Papeln der Palmae und Plantae) vielen Hautkrankheiten gegenüber von Wichtigkeit. Begleitende Angina und Plaques, nässende Papeln an Genitalien und Anus, Drüsenschwellungen usw. sind besonders wertvoll; Spir. pall. meist leicht nachweisbar (s. u.).

Tertiäre Syphilide zeigen oft serpiginöse Anordnung, hufeisen-, sichel-, nierenförmige Gestalt, dazu tiefe gummöse kraterförmige Ulzeration usw. Fehlende Reflexe, besonders reflektorische Lichtstarre der Pupillen, Perforationen und Narben am Gaumen, Defekte des Nasenseptums, glatte Atrophie des Zungengrundes, kreisrunde, serpiginös begrenzte, bohnen-, nieren- oder sichelförmige Narben mit pigmentiertem Rand usw. sind dabei bedeutsam. Differentialdiagnose gegen Tuberkulose und maligne Tumoren stets beachten.

Mikrobiologische Untersuchungsmethoden. Neben den klinischen Merkmalen ist der Nachweis der Sp. p. und die Bordet-Wassermannsche Reaktion (WaR.) neben Trübungs-, Flockungs-, Ballungs-, Klärungs- und Mikroreaktionen im Blutserum und Liquor von größter Wichtigkeit und nicht selten ausschlaggebend. Die **Spirochaeta pallida** ist ein feiner, fadenförmiger durch regelmäßige korkzieherartig tiefe und steile Windungen charakterisierter Parasit von 10—20 μ Länge (s. Abb. 10 u. 11). Dünnheit des Fadens im Verhältnis zur Tiefe und Steilheit der Windungen (= etwa 1 : 1) und großen Länge des Fadens (8—12 und mehr Windungen) charakterisiert sie neben eigenartig steifen seitlichen Bewegungen (keine aalartige Schlängelung wie bei Spir. buccalis, balanitidis, refringens). Sie ist ein anaerober Lymph- und Gewebsparasit und unter streng anaeroben Bedingungen in Pferdeserum und ähnlichen Nährböden mit Zusatz von Gewebsstücken angeblich züchtbar; regelmäßige Reinkultur ist aber trotz aller Mühe bisher nicht gelungen. Die Sp. p. ist auf Affen, Kaninchen, Mäuse, Meerschweinchen usw. übertragbar (Haut, Hoden, vordere Augenkammer usw.) und erzeugt bei ihnen nach 3—6 wöchiger Inkubation charakteristische Erkrankungsformen (Primäraffekte der Hodenhaut, Hodensyphilom, Hornhautsyphilome, auch Exantheme); Mäuse bleiben erscheinungsfrei, mitunter auch Kaninchen. — Bei Kaninchen gibt es auch eine originäre

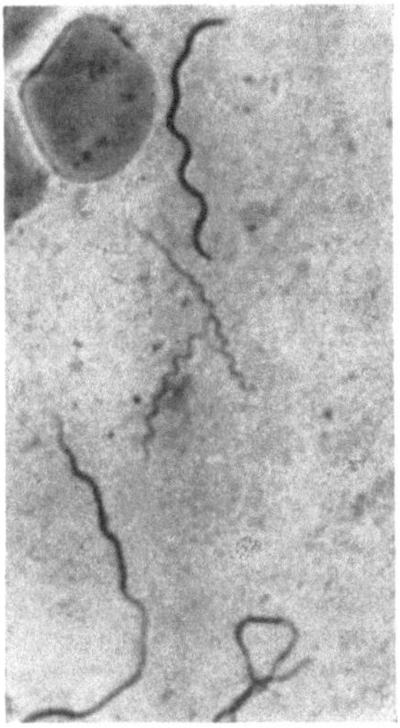

Abb. 10. Spirochaeta pallida und refringens. Historisches Präparat vom Sekret einer nässenden Papel (Schaudinn-Hoffmann 1905). Unterschiede beider Arten sehr deutlich (Vergr. 1900 mal).

a)

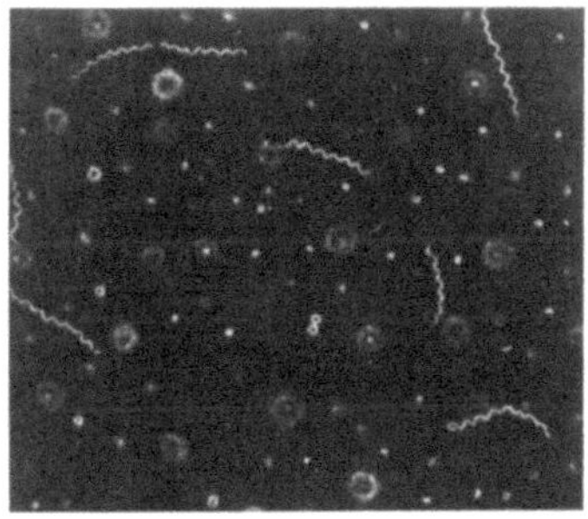

b)

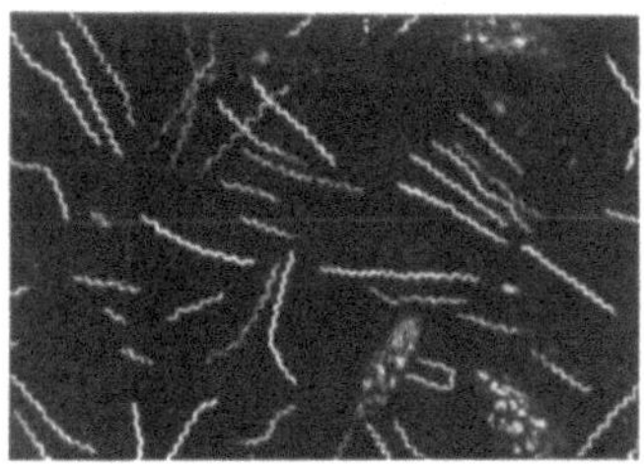

Abb. 11. a) Spirochaeta pallida im Reizserum eines Primäraffektes; Dunkelfeldpräparat. b) Dieselbe im Gewebe der Kaninchenkornea, versilbert (Leuchtbild, Vergr. 1000 mal).

Spirochätose, die plaquesartige Erosionen an den Lidern und Genitalien bedingt und durch eine weniger gegen Salvarsan empfindliche, sehr ähnliche Spirochäte (Spir. cuniculi) verursacht wird („Hasensyphilis" der Jäger).

Die **Syphilisspirochäte** wird am schnellsten und sichersten im Dunkelfeld, ferner durch Giemsafärbung oder Silberimprägnierung dargestellt. Für Dunkelfelduntersuchung sind der Leitzsche oder Zeisssche Dunkelfeld-Kondensor und eine recht helle Mikroskopierlampe (Monla, Niedervolt) erforderlich, die auch spärliche Sp. p. leicht finden lassen. Die einfachere Tuschedarstellung (eine Öse Perltusche wird mit einer Öse Sekret auf dem Objektträger gut gemischt und mit Deckglaskante glatt ausgestrichen) ist nicht zuverlässig, ebensowenig Kollargoldarstellung. Die **Dunkelfeldmethode** ist in der Praxis leicht und schnell ausführbar; mit heißem Wachskerzendocht gut umrahmte Präparate halten sich tagelang. Treffliche Dauerpräparate gibt die Giemsafärbung in folgender Form: Fixierung dünner Objektträgerausstriche mit Osmiumdampf (in Glaszylinder mit $^1/_4$ g Acid. osmic.-Kristallen oder in Glasschale mit etwas $2^0/_0$ Lösung; nichts einatmen!) 1', Färbung ca. 12 Stunden in verd.

Giemsalösung (5—10 Tropfen 1% Solut. Kal. carbon. auf 40 ccm dest. Wasser und 40 Tropfen Giemsalösung), Abspülen in Wasser. Differenzieren in 25% wässeriger Tanninlösung etwa 1 Minute, Abspülen, Trocknen, Zedernöl. Schnellfärbung kann durch mehrfaches Erwärmen (3—5 mal) der mit Farblösung (10—20 Tropfen Giemsalösung auf 10 ccm dest. Wasser) reichlich begossenen Objektträger erreicht werden; ferner durch eine Silberimprägnierung nach Fontana: Ein dünner, lufttrockner (nicht über der Flamme fixierter) Objektträgerausstrich wird mit dest. Wasser bedeckt und nach Abgießen getrocknet. Dann Übergießen mit Rugescher Lösung (Acid. acet. 1 ccm, Formalin 20,0, Aq. dest. 100,0) und während 1′ mehrfach erneuern. Abspülen mit fließendem Wasser, Begießen mit Karboltanninlösung (Acid. carbol. 1 ccm, Tannin 5,0, Aq. dest. 100,0) und 20—30″ leicht erwärmen, bis eben Dämpfe aufsteigen. Wieder 30″ fließendes Wasser. Nun, ohne zu trocknen, Bedecken mit Silberlösung (Arg. nitric. 0,25, Aq. dest. 100,0, dazu Spur verd. Ammoniaklösung, bis die Lösung eben leicht trüb erscheint) und 20—30″ erwärmen. Abspülen, Trocknen mit Fließpapier, neutraler Xylolbalsam (nicht Zedernöl, worin die braunschwarzen Sp. p. zu schnell verblassen). Einfacher und haltbar ist die Becker-Fontanafärbung: Übergießen der lufttrockenen Ausstriche mit Rugescher Lösung (s. vorher) 1′, (1—2 mal erneuern), Abspülen; dann Beizen mit Phenoltanninlösung (Acid. carbol. 1,0, Tannin. 10,0, Aq. dest. ad 100,0) über Sparbrenner, bis eben Dämpfe aufsteigen (1/2′ stehenlassen), Abspülen; Nachfärben mit Karbolfuchsin bis eben zum Dampfen; Abspülen, Trocknen, Zedernöl. Auch andere Färbungen sind erprobt. Sehr einfach ist die Färbung mit 3%iger Lösung von Viktoriablau 4 R (Grübler) nach Mühlpfordt; in 2—3′ erscheinen die Pallidae hellblau, gröbere Formen dunkler.

In Schnitten wird die Sp. pall. am besten durch Versilberung nach Levaditi dargestellt: Fixierung geschieht in Formalin (1 :10 Aq. dest.); kleine, etwa 2 mm dicke Scheiben kommen über Nacht in 95% Alkohol, dann in dest. Wasser bis zum Untersinken (10—15′), darauf in dunkle Glasflaschen mit 1,5—2% Arg. nitric.-Lösung für 3—5 Tage im Brutschrank bei 37°. Alsdann wird diese Lösung abgegossen und durch frisch bereitete Pyrogallolformalinmischung ersetzt (Pyrogallol 4,0, Formalin 5 ccm, Aq. dest. 100,0); nach 24—48 Stunden ist die Reduktion vollendet. Nach Abwaschen mit dest. Wasser, Härten in Alkohol und Einbettung in Paraffin hergestellte dünne Schnitte zeigen die Sp. p. tiefschwarz auf gelbem Grunde. Gutes leistet die schneller (innerhalb weniger Stunden) ausführbare Versilberung in Gefrierschnitten nach Jahnel (modif. von Armuzzi). Längere Formolisierung (8—14 Tage). Dünne Gefrierschnitte werden 1/4 Stunde in reines Pyridin gebracht, dann gut gewaschen, bis jeder Pyridingeruch verschwunden ist. Nun kommen sie 1/4 Stunde in 96% Alkohol; danach 1′ in Aq. bidest., hierauf im Dunkeln 1 1/2—2 Stunden bei Zimmertemperatur in 5% Uranylsulfat und werden wiederum in Aq. bidest. kurz gewaschen. Darauf Bekeimung in 1/10 n-Silbernitratlösung (1,7%) 2 1/2—3 Stunden bei 37°. Ohne Waschen Überführung in 5 ccm Aq. bidest. dem 4—5 Tropfen 2% Silbernitrat zugesetzt sind. Darüber werden 20 ccm 30—40% Gummilösung gegossen (aus Gummiperlen am besten am Tage vorher frisch bereitet). Nach gutem Mischen Zusatz von einigen (3—5) ccm 5% Hydrochinonlösung. Die Entwicklung ist in 15—20′ vollendet und zeigt sich durch dunkelgelben Farbton der

Schnitte an. Nun werden diese gut gewaschen, durch Alkohol und Xylol geführt und in Balsam eingelegt. Neuerdings sind auch andere brauchbare Methoden angegeben.

Sehr schöne Bilder gibt das Dunkelfeld von gefärbten Ausstrich- und Schnittpräparaten, wenn zwischen Mikroskopierlampe und Spiegel des Mikroskops eine geölte oder ungeölte Mattscheibe eingeschaltet wird, welche die erforderliche Abdunkelung und Reinheit des Grundes bewirkt (Leuchtbildmethode). Dabei erscheinen z. B. mit Giemsa gefärbte Spirochäten leuchtend gelbgrün, versilberte leuchtend weiß auf dunklem Grunde und sind leichter, schneller und zahlreicher zu finden (ebenso Tuberkelbazillen, granuläres Virus usw.). Der Hell-Dunkelfeldkondensor (Leitz, Zeiss) gestattet in einfacher Weise den Vergleich des Leuchtbildes mit dem im Hellfeld (Abb. 11 b).

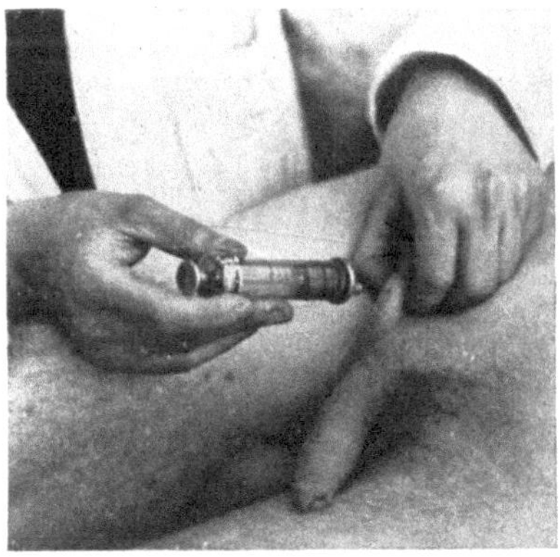

Abb. 12. Drüsenpunktion (E. Hoffmann) zum Nachweis der Spir. pallida (an einer Leistendrüse bei Lues I).

Besonders wichtig ist **sorgsamste Entnahme** des **Untersuchungsmaterials:** Primäraffekte, Papeln, Erosionen werden zunächst mit trockenem Mulltupfer (oder phys. NaCl-Lösung) vorsichtig abgetupft, dann behutsam ausgedrückt (Preßsaft), oder es wird mit Öse oder Spatel etwas gerieben oder abgeschabt (Reiz- oder Schabeserum) oder mit dem Bierschem Sauger etwas abgesaugt (Saugserum). Dann kommt ein Tröpfchen des Serums (ohne Blut!) auf den Objektträger, wird mit einem Deckglas bedeckt (dünne Schicht) und mit Wachs umrahmt zur Dunkelfeldprüfung. Ist der Befund negativ, so wiederholt man mit tieferer Abnahme (Geschabe, Punktion) die Untersuchung evtl. mehrfach nach Reinigung mit phys. NaCl-Lösung, zumal wenn vorbehandelt war. Evtl. entfernt man ein kleines Randstückchen (Scherenschlag, scharfer Löffel) und gewinnt durch Ausquetschen Gewebssaft (Gewebssaftmethode, sehr ergiebig). **Drüsenpunktion** (nicht zu dünne Kanüle) oder Punktion der Sklerose sind für die Frühdiagnose äußerst wichtig, erstere besonders auch bei Phimose. Mehr Drüsensaft erhält man evtl. durch Aufsaugen weniger Tropfen physiol. NaCl-Lösung in die Spritze (Hin- und Herziehen); stets sucht man möglichst die konvexe Seite mit dem Lymphsinus zu treffen (s. Abb. 12).

Wo Spirochäten vom Typus der Sp. p. allein vorhanden sind, ist die Diagnose sicher; wo auch andere gröbere Formen sich finden, ist größte Vorsicht notwendig, da feine Balanitis-, Zahnspirochäten usw. sehr ähnlich erscheinen können (Hoffmannsche Regel). Negatives Ergebnis aber ist nicht entscheidend, auch bei mehrfacher

Erklärung der Tafel

Fig. 1. Erosiver syphilitischer Schanker am Nagelglied des Daumens bei einem Wärter (Berufsinfektion). Spir. pall. +, Seroreaktion noch −.

Fig. 2. Graubelegter, erosiver syphilitischer Schanker des Zahnfleisches, seltene Form. Spir. pall. +, Seroreaktion +.

Fig. 3. Erosiver Primäraffekt des großen Labium mit mäßigem Oedema indurativum. Spir. pall. +, Seroreaktion +.

Fig. 4. Erosive und opaline syphilitische Papeln (Plaques) des unteren Zungenrandes und der Unterlippe bei frischer Lues II. Spir. pall. +.

Fig. 5. Angina specifica, grauweiß belegte syphilitische Papeln an Uvula und Tonsille bei frischer sekundärer Lues. Die größere, derber infiltrierte Papel könnte einem Primäraffekt entsprechen. Spir. pall. +.

Fig. 6. Diphtherieähnliche Angina syphilitica mit dicken grauen Belägen. Spir. pall. +.

Fig. 7. Erosiver Primäraffekt an der vorderen Lippe der Portio vaginalis uteri. Auf Druck mit Glasstab Härte und Abblassen feststellbar. Spir. pall. +, Seroreaktion −.

Fig. 8. Ulcera mollia elevata der Portio vaginalis uteri. Streptobazillen +, Seroreaktion +.

Prüfung nicht, muß aber veranlassen, an andre Möglichkeiten (Ulc. molle, Herpes, Vakzine, Diphtherie usw.) zu denken und deren Erreger zu suchen. Mikroskopische Ferndiagnose an in Glaskapillaren aufgefangenem Serum ist nicht anzuraten, da die Entnahme je nach Lage des Falls verschieden gestaltet werden muß.

Am wichtigsten ist der **Nachweis der Sp. p.** bei Primäraffekten, in Lymphdrüsen, ferner bei zweifelhaften Papeln (Kondylomen) und Erosionen, Plaques, Angina, feuchten (krustösen, bullösen) Exanthemen. Auch scheinbar normale Schleimhäute geben bei frischer L. asymptom. öfters im Geschabe- bzw. Gewebssaftpräparat positives Resultat (Tonsillen, Cervix, Urethra).

Serologische Untersuchung. Hierzu werden 5—10 ccm Blut mit einer Venüle (Abb. 13) oder Rekordspritze aus der Vene entnommen (s. bei Salvarsan); nach der Gerinnung wird das Blutserum zur Anstellung der **serologischen Reaktionen** (WaR., Flockungs-, Trübungs-,

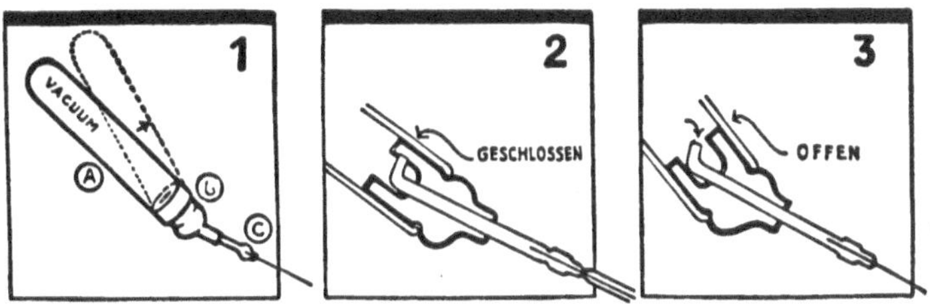

Abb. 13. Venüle zur Blutentnahme (Mechanismus).

Klärungs-, Ballungs-, Mikroreaktionen) verwandt. Diese sind, falls sie richtig ausgeführt werden, außerordentlich wichtige diagnostische Hilfsmittel. Bis zur 6. Woche nach der Infektion pflegen sie negativ zu sein (L. I seronegativa); dann werden sie positiv (L. I seropositiva), und bei unbehandelter sekundärer Syphilis sind sie so gut wie stets (fast 100%) stark positiv. Nicht ganz so regelmäßig ist dies bei unbehandelter tertiärer Syphilis der Fall (etwa 80%). Durch kräftige Kuren (Salvarsan + Bi oder Hg) werden sie bei frischer Syphilis gewöhnlich schnell, bei älterer langsam und bei veralteter seltener negativ, um aber bei unzureichendem Kurmaß nach Monaten oft wieder umzuschlagen. Bei Tabes sind sie nur in 60 bis 70%, bei Paralyse, abgesehen von stark behandelten Fällen, so gut wie stets positiv.

Der Bordet-Wassermannschen Reaktion (A. v. Wassermann, A. Neisser und C. Bruck 1906) liegt eine Komplementbindung bzw. Ablenkung zugrunde, die das hämolytische System als Indikator anzeigt. Zum letzteren gehören 3 Bestandteile, nämlich 1. Hammelblutkörperchen (gewaschen) in 5% isotonischer NaCl-Aufschwemmung (HB), 2. der hämolytische Ambozeptor (A), d. h. Serum eines mit HB vorbehandelten Kaninchens mit hohem blutlösenden Titer (inaktiviert durch Erhitzen), 3. frisches Meerschweinchenserum, sog. Komplement (K), welches das hämolytische Serum wieder ergänzt bzw. aktiviert. Aber auch syphilitischer Leberextrakt (S E) bzw. gleichwertiger Rinderherzextrakt und Blutserum eines Syphilitischen (S) gehen bei Gegenwart von Komplement bei 37° eine Bindung ein, die nichtsyphilitisches Serum nicht aufweist; in Abb. 14 ist dieser Vorgang schematisch dargestellt. Bringt man zu 0,5 ccm $^{1}/_{2}$ Stunde im Wasserbad (bei 56°) inaktivierten Patientenserums (1 : 10 verdünnt) 0,5 ccm Luesleber- oder Rinderherzextrakt (je nach Titer etwa 1 : 6 verdünnt) und 0,5 ccm Meerschweinchenserum (frisch 1 : 10 verdünnt) und läßt die Mischung 1 Stunde im Brutschrank (37°), so kann man danach durch Zusatz der zwei andern miteinander gemischten Bestandteile des hämolytischen Systems (0,5 ccm 5% H. B. + 0,5 ccm A. in vorher austitrierter wirksamer Verdünnung) erfahren, ob das Serum syphilitisch ist oder nicht; im ersten Falle bleibt die Hämolyse aus, da K. gebunden wurde, im zweiten geht sie ungestört vor sich. Durch genaue Vorversuche muß die geeignete Verdünnung von A. und K. festgestellt, durch Kontrollen müssen Fehlerquellen ausgeschaltet werden; der Ersparnis wegen werden die Versuche gewöhnlich mit 0,25 statt 0,5 ccm (ursprünglich sogar 1,0) angestellt. Bei richtiger Ausführung (vgl. die staatlichen Bestimmungen) ist das Ergebnis hinreichend zuverlässig (±, +, ++, +++). Spirochätenextrakt (nach Gaehtgens) ist als Antigen nicht besser.

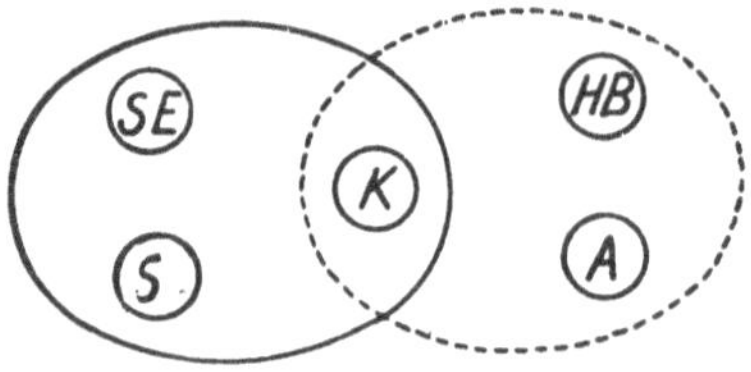

Abb. 14. Schema der Bordet-Wassermann-Reaktion. *SE* = Syphilit. Extrakt, *S* = syphilitisches bzw. normales Serum, *K* = Komplement, *HB* = Hammelblutkörperchen, *A* = hämolytischer Ambozeptor. Die ausgezogene Kreislinie bedeutet positiven, die gestrichelte negativen Ausfall der Reaktion.

Zu noch größerer Sicherheit werden stets neben der WaR. auch Flockungs-, Trübungs-, Klärungs- oder Ballungsreaktionen, die nur Zusatz bestimmt präparierter und verdünnter Extrakte zum Serum verlangen, angestellt, so die Sachs-Georgische (S.-G.) oder Kahnsche Flockungs- (Ka.), die Meinickesche Trübungs- oder besser Klärungs- (M. Kl. R.) und Müllersche Ballungsreaktion (M. B. R.). Auch andere Reaktionen, wie die Citochol-R., sind bewährt; steht wenig Blut zur Verfügung, ist die Mikroreaktion auf dem Objektträger nach Meinicke (M. Mikr. R., s. Abb. 15), die unter dem Mikroskop schnelle Ablesung ermöglicht, brauchbar. Neben dieser wird der sog. Kline Test (Kl. T.) in 2 Proben ausgeführt, von denen die zweite infolge scharfer Einstellung Lues sicher ausschließen soll. Die Übereinstimmung der meisten dieser Reaktionen mit der WaR. ist recht groß

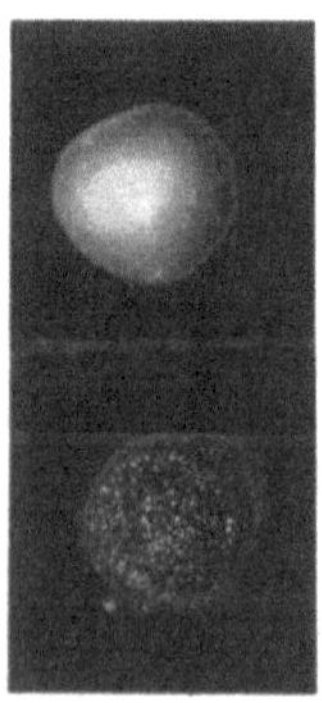

Abb. 15. Meinickesche Mikroreaktion. Oben negatives, unten positives Serum.

(etwa 95%); sie geben z. B. bei behandelter Syphilis nicht selten noch feineren Ausfall. Die Anstellung zweier dieser einfacheren Ergänzungsreaktionen neben der WaR. gibt größere Sicherheit auch bei Schwangeren, Wöchnerinnen und Säuglingen. Die Meinickesche Klärungs- und Kahnsche Reaktion sind dazu sehr brauchbar; auch die Müllersche Ballungsreaktion ist sehr sicher. Die Meinickesche Mikroreaktion orientiert schnell, sollte aber stets nachkontrolliert werden.

Für diese einfacheren Reaktionen sind nur 2 Komponenten, nämlich Patientenserum und besonders präparierte Extrakte erforderlich. Bei der Meinickeschen Trübungsreaktion werden 0,2 ccm aktiven Patientenserums und 0,8 ccm einer mit Balsam versetzten Extraktverdünnung gemischt, und nach 1 Stunde (Zimmertemperatur) kann bereits das Ergebnis gegen das Fensterkreuz abgelesen werden. Zur jetzt gebräuchlicheren Meinickeschen Klärungsreaktion werden in 3 Röhrchen 0,2 ccm aktiven Serums mit 0,5 ccm Extraktverdünnung von steigendem Sodagehalt versetzt (im 4ten 0,1 Serum); Ablesung nach 16—20 Stunden. Bei der Kahnschen Reaktion werden verschiedene Extraktverdünnungen (cholesterinisierter Rinderherzextrakt), und zwar 0,05, 0,025 und 0,0125 ccm mit 0,15 Patientenserum (inaktiviert) gemischt und 3′ geschüttelt (Schüttelapparat), dann 1 (1. Glas) bzw. 0,5 ccm (2. bzw. 3. Glas) NaCl-Lösung zugesetzt und nochmals geschüttelt; die Ablesung kann mit dem bloßen Auge oder einer Lupe (6mal) nach 1 Stunde erfolgen. Die Mikro-M. R. (0,2 ccm akt. Serum + 0,5 ccm Extr.-Verd. [Sodagehalt 0,03%]) wird auf Objektträger in feuchter Kammer angestellt; Ablesung unter dem Mikroskop schon nach ½ Stunde. Bei dem ähnlichen Kline-Test, der im Ausland viel empfohlen wird, unterscheidet man eine diagnostische von der schärfer eingestellten, angeblich den Ausschluß von Syphilis ermöglichenden Ausschlußmethode, die aber mehr unspezifische Ergebnisse hat. Neuerdings ist auch eine einfache Trockenblutreaktion (Chediak) für schnelle Orientierung brauchbar befunden worden (1 Tropfen Blut auf Objektträger). Bei allen diesen Proben sind sorgsamste Kontrollen und große Erfahrung erforderlich.

Positiver Ausfall der Seroreaktionen (evtl. mehrfacher) beweist Syphilis fast sicher (Ausnahmen Lepra, Framboesie, schwere Kachexie bei Tuberkulose usw.); negativer schließt Syphilis nicht sicher aus, besonders nicht bei vorausgegangener Behandlung und in älteren unbehandelten Fällen. Einmaliges positives Resultat darf bei Fehlen andrer sicherer Zeichen nicht als entscheidend angesehen werden (besonders nicht nach Scharlach, Narkose usw.); Wiederholung und Übereinstimmung aller Reaktionen ist erforderlich.

Eine allergische Cutireaktion nach Art der Pirquetschen Intradermoreaktion kann mit Organluetin (aus syphilitischen Lymphdrüsen usw.), Luotest (aus Kaninchensyphilomen) oder Luetin (Noguchi, Reiter u. a.) angestellt werden; positives Ergebnis (nach etwa 36—48 Stunden) findet sich besonders bei Lues gummosa (80%), maligna und congenita tarda sowie in der Spätlatenz und ist hier auch diagnostisch bedeutsam (man setzt eine etwa erbsengroße intradermale Quaddel), aber nicht ganz sicher (bei Jodtherapie +).

Immunität, Re- und Superinfektion, Reinduration. Die bei Syphilis sich bald einstellende Immunität ist wohl eine echte, aber unvollkommene; sie wurde als Infektions- bzw. Schanker-Immunität aufgefaßt (Kolle), die nur so lange bestehe, als Spirochäten im Körper vorhanden sind. Auch nach der Heilung bleibt eine Resistenzvermehrung mehr oder weniger lange zurück, und zwar um so stärker, je älter die Lues war. Auf Grund dieser schwankenden Immunität, deren jeweiliger Grad die Unterschiede in Form und Art der Krankheitsprodukte (Papeln, Gruppenstellung, Gummen, Nekrose usw.) infolge der gleichzeitigen Allergie mitbedingt, entwickeln sich frühe oder späte Rezidive, selten auch indurierte, einem Primäraffekt ähnliche Papeln (Pseudo-P. A., Reinduration); ebenso ist Superinfektion in allen Stadien möglich, die symptomlos bleiben kann. Sichere Reinfektionen (P. A., Drüsen, rechtzeitig auftretende Seroreaktion, evtl. Roseola bei anfangs freiem Liquor) und mehrfache Heilungen primärer und sekundärer Syphilis sind mit genügend langem zeitlichen Intervall (von mehreren Jahren) oft und sicher festgestellt. Symptomlose Reinfektion ist möglich und durch schnellen Abfall der serologischen Kurve von einem Rezidiv unterscheidbar; sie ist zur Aufklärung unverständlicher Rückfälle heranzuziehen und mehr zu beachten.

Heilmittel der Syphilis und ihre Anwendungsweise

Da die Syphilis eine ungemein vielgestaltige, chronische, oft noch nach Jahrzehnten zu schweren, selbst tödlichen Folgen führende Infektionskrankheit ist und von mehr oder weniger harmloser Latenz bis zu bedrohlichsten Erscheinungen an lebenswichtigen Organen alle Stufen durchschreiten kann, muß die Behandlung sich dem Alter und der Form der Erkrankung in mannigfacher Weise anpassen. Dabei ist neben möglichst baldiger Heilung des einzelnen Kranken stets Rücksicht auf die Volksgesundheit zu nehmen und schnellste Beseitigung der Ansteckungsgefährlichkeit unabweisbare Pflicht des um das allgemeine Wohl besorgten Arztes. Durch die Entdeckung der **Salvarsan-** und Wismutpräparate ist diese hohe Zielsetzung nach beiden Richtungen hin möglich geworden. Vorher spielten auch Quecksilber und Jod eine große Rolle und galten schon immer als Schulbeispiel spezifisch wirkender Heilmittel, obwohl sie infektiöse Rückfälle nicht verhinderten. Während Jod nur symptomatisch wirkt und manche Krankheitsprodukte, besonders der Spätperiode, schnell beseitigt, beeinflussen Salvarsan, Wismut und Quecksilber nicht nur fast alle Erscheinungen, sondern auch die serologischen und Liquorreaktionen und die beiden ersteren auch den Erreger selbst. In der Frühperiode, also bei allen frischeren Erkrankungen muß auf die **früh-**

zeitige völlige Vernichtung des Erregers und möglichst auf **endgültige Heilung** jedes Erkrankten mit aller Energie hingewirkt und der Heilerfolg dann genügend lange kontrolliert werden, um offene, übertragungsfähige Rückfälle zu verhüten. Zu diesem Zweck ist die **Kombination** und gleichzeitige Anwendung hochwirksamer Mittel, wie Salvarsan und Wismut, die **Methode der Wahl** geworden. Aber auch andere Heilmittel wie Quecksilber, Jod usw., die vor der Einführung einer auf den Erreger zielenden Chemotherapie eine große Rolle spielten und manchen Ärzten auch heute noch als unentbehrlich gelten, sollen besprochen werden.

Salvarsan-Präparate. Das im Anschluß an Vorversuche mit Atoxyl (P. Uhlenhuth, E. Hoffmann u. a.) von Ehrlich (mit Hata) entdeckte **Dioxydiamidoarsenobenzol** übertrifft Wismut und Quecksilber nicht nur an Schnelligkeit und Zuverlässigkeit der Wirkung, sondern ermöglicht durch seine große spirochätozide Kraft die **Frühheilung frischer Syphilis** und setzt durch schnelle Beeinflussung der infektiösen Erscheinungen die **Ansteckungsgefährlichkeit** und **Übertragbarkeit auf die Nachkommenschaft** recht sicher herab. Seine Anwendung ist daher in jedem Fall von noch ansteckungsfähiger Syphilis geboten. Die anfangs weit schwierigere Technik, deren Mängel zugleich Quelle mancher Nebenerscheinungen waren, hat sich sehr vereinfacht; denn an Stelle der großen Altsalvarsan-Infusionen sind **Neosalvarsan** und **Salvarsan-Natrium**, daneben auch seltener Myo-Salvarsan getreten, die, in 5—10 ccm sterilen Wassers gelöst, oder als fertige Lösung, nämlich **Solu-Salvarsan**, in die Vene bzw. den Muskel gespritzt werden.

Altsalvarsan wirkt kräftiger, ist aber auch differenter und die erforderliche große Infusion in der Praxis zu umständlich. Deshalb haben sich die neueren Mittel, die bei geeigneter Wiederholung der Injektion ausgezeichnet wirken, bald durchgesetzt. Am längsten bezüglich ihrer Heilkraft erprobt sind das meist gebrauchte Neosalvarsan und das mindestens ebenso stark wirkende Salvarsan-Natrium, deren Dauerwirkung über 20 Jahre bewährt ist; sie sind daher zur Frühheilung vorzuziehen.

Die intravenöse Einspritzung ist die Regel; Solu- und Myo-Salvarsan (ausnahmsweise auch Neosalvarsan) werden intraglutäal verwandt (bei Säuglingen und schlechten Venen).

Die gebräuchliche **Dosis** für Erwachsene ist 0,45—0,6 Neosalvarsan bzw. Salvarsan-Natrium; sie entspricht 0,3—0,4 Altsalvarsan. Auch kleinere Dosen zu 0,15—0,3 (entsprechend 0,1 und 0,2 Altsalvarsan) sind in Glasröhrchen zu haben, endlich kleinste zu 0,075 und 0,045 (entsprechend 0,05 und 0,03 Altsalvarsan) für die Behandlung von Säuglingen. Salvarsan-Ampullen dürfen **nicht** gebraucht werden, wenn sie irgendwie lädiert sind und Pulver oder Lösung bräunlich oder dunkel erscheinen, weil dann infolge Zersetzung schwere Vergiftung eintreten kann; auch müssen die Lösungen sofort nach der Herstellung für jede einzelne Person eingespritzt werden, weil ihre Toxizität sehr schnell zunimmt (vgl. darüber die jedem Präparat beigegebene Anweisung, die in allen Punkten genau zu beachten ist).

Zum internen Gebrauch als Salvarsan-ähnlich wirkendes Mittel ist Spirocid bzw. Stovarsol (Levaditi und Navarro-Martin), die schon Ehrlich bekannte 3-Acetylamino-4-oxyphenyl-1-arsinsäure, besonders bei angeborener Syphilis bewährt und gebräuchlich.

Jeder Arzt, der Syphilitische behandeln will, muß die **intravenöse Injektion** von Neosalvarsan und Salvarsan-Natrium, die in der Sprechstunde ausgeführt werden kann und nur ein einfaches Instrumentarium erfordert, beherrschen. Zur Verhütung von Schäden ist vorsichtige und sachgemäße Ausführung sowie langsame Einspritzung unbedingtes Erfordernis.

Alle Utensilien sind sorgfältigst zu sterilisieren und die Regeln der Asepsis peinlichst zu beachten. Eine Doppelschale (etwa 6 cm Durchmesser, etwa 3 cm hoch) und ein graduiertes Becher- oder Einnehmeglas (3—4 cm Durchmesser, etwa 5 cm hoch, mit Glasdeckel) werden im Trockensterilisator (30′ bei 150° C) sterilisiert oder 10′ ausgekocht. Zweimal destilliertes Wasser, fertig in Ampullen oder in einem gut gesäuberten Glaskolben (zu $^1/_4$—$^1/_2$ Liter), der mit Glasdeckel geschlossen ist, frisch aufgekocht (alle 1—2 Tage), wird nach Abkühlung auf Zimmertemperatur zur Lösung des Präparats benutzt. Die Neosalvarsan oder Salvarsan-Natrium-Ampulle wird mit alkoholgetränktem Mull am Hals abgerieben und mit der in Alkohol getauchten und abgeflammten Feile ebenda geritzt; falls auf Beklopfen des Endstücks mit der Feile nicht glatt Ablösung eintritt, wird der beigegebene Glasstab rotglühend gemacht und schnell an die Ritze gehalten, wodurch splitterloses Öffnen leicht gelingt. Nun wird das Pulver bei Lüftung des senkrecht über dem mit 5—8 ccm sterilen Wassers gefüllten Becherglas gehaltenen Deckels in dieses langsam entleert und löst sich bei Vermeidung von Klumpen (Salvarsan-Natrium), auf der Oberfläche schwimmend, leicht; diese frische Lösung muß **sofort** mit der Rekordspritze aufgesaugt und eingedrungene Luft vorsichtig durch die Kanüle entfernt werden.

Gebräuchlich ist eine Rekordspritze zu 10 ccm mit exzentrischem Ansatz (nach Loeb), dazu 4—5 cm lange dünne scharf, doch kurz abgeschliffene Nadeln, die nicht durch Kochen, sondern durch Einlegen in absol. Alkohol (10—20′) steril gehalten werden. Die Spritze steht dauernd in hohem Glaszylinder mit eingeschliffenem Deckel, dessen Boden 3 cm hoch mit Alcohol absolut. bedeckt ist (s. Abb. 16); gründliches 3—4 maliges Durchspritzen mit sterilem Wasser zur Entfernung jeder Spur von Alkohol (sonst Niederschläge!) erforderlich. Nach dem Gebrauch folgt sofort die Reinigung der auseinandergenommenen Spritze unter dem Strahl der Wasserleitung vor Zurückstellung in den Alkohol; gründliche Entfernung der Salvarsan-Reste, die sich leicht festsetzen und Salvarsan-Schädigungen begünstigen, ist wesentlich. Diese einfache **Alkoholsterilisation** hat sich gut bewährt. Die Auflösung des Neosalvarsan oder Salvarsan-Natriums direkt in der Spritze oder in der Ampulle ist nicht empfehlenswert, außer wenn es sich um kleine Mengen handelt. Bequem ist die Benutzung der Isodoppelampullen, die neben Neosalvarsan steriles dest. Wasser enthalten, so daß mit diesem kleinen Kunstgriff die Auflösung erfolgt.

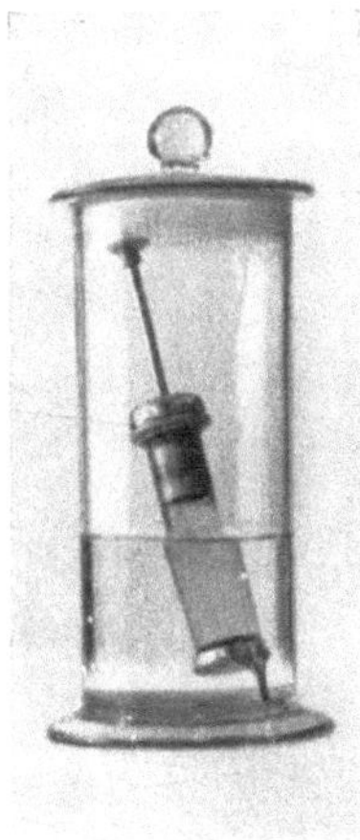

Abb. 16.
Standgefäß mit Alkohol, zum Aufbewahren der 10 ccm-Rekordspritze mit exzentrischem Ansatz nach Loeb.

Die Einspritzung wird dann am besten beim liegenden Kranken in die Kubitalvene (evtl. eine andere gut sicht- oder fühlbare Vene) des auf ein Kissen gut gelagerten Arms gemacht; nur so werden Schwächeanfälle und Vorbeispritzen sicher vermieden.

Nachdem die Ader durch Umschnürung mit Gummiband (Abklemmen mit Péan) und mehrmaliges Anspannen der Faust hervorgetreten und die Einstichstelle mit Alkoholtupfer gereinigt ist, wird die der Spritze aufgesetzte Nadel schnell durch die Haut eingestochen und dann vorsichtig in die Vene geführt (Abb. 17). Aspiration von etwas Blut zeigt die richtige Lage an. Nun wird nach Lösung der Stauung bei völlig ruhiger Haltung der Spritze ganz **langsam** (1′ und länger) injiziert. Tritt Schmerz oder eine Quaddel auf, ist die Einspritzung sofort zu unterbrechen, um eine sehr schmerzhafte, langwierige paravenöse Infiltratbildung, die bei Austritt erheblicherer Menge zu Erweichung und Nekrose führen kann, zu verhüten; die Einspritzung wird dann an einer anderen Stelle gemacht. Ist man über die Lage der Nadel im ungewissen, so aspiriert man nochmals und sieht am Bluteintritt in die Spritze, ob sie noch richtig liegt. Nach der Injektion und dreimaligem Aspirieren und Wiederausspritzen von etwas Blut (zur Beseitigung von Salvarsan-Resten) können 5—8 ccm Blut für die serologische Untersuchung, die nach langjähriger Erfahrung alsdann nicht gestört wird, entnommen werden; die Einstichstelle wird mit Kollodium (unauffälliger als Pflaster) bedeckt. Während des Einspritzens wird auf das Aussehen (Röte, Zyanose usw.), Puls und Atmung sowie subjektive Beschwerden geachtet; treten Störungen auf, ist die Injektion zu unterbrechen oder erst nach kurzer Pause langsam und vorsichtig zu Ende zu führen. Durch Zupressen der Nase wird der manchen Kranken unangenehme Geruch weniger empfunden. Für Schwächezustände, die im Liegen kaum vorkommen, sollte Kampfer zur Injektion bereitstehen. Nach der Injektion ist ruhiges Verhalten zu empfehlen, doch bei den meisten Patienten Hinlegen nicht erforderlich. Reichliches Essen kurz vor oder nach der Einspritzung ist ebenso wie Alkoholgenuß, starkes Rauchen und körperliche Anstrengung zu verbieten.

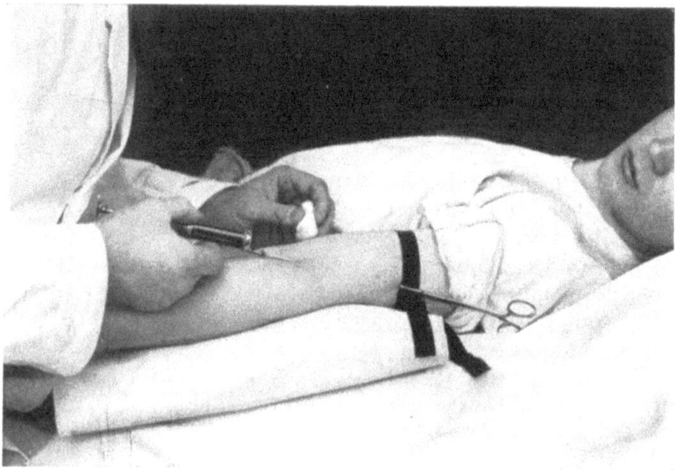

Abb. 17. Intravenöse Injektion von Neosalvarsan (stets im Liegen!). Abklemmung mit Gummiband und Péan, Einstich in die Vene; vor Einspritzung Lösung der Abklemmung.

Noch einfacher ist die Anwendung des **Solu-Salvarsan**, das in gebrauchsfertiger, gelber klarer, gut haltbarer Lösung (Ampullen) intraglutäal eingespritzt und reaktionslos vertragen wird. Es wird z. T. gerühmt und soll gute Heilkraft haben; die Dauerwirkung aber bleibt abzuwarten. Bei schlechten Venen und älterer Lues ist es beliebt, zur Frühheilung noch nicht genügend erprobt.

Durch seine Einführung ist Myo-Salvarsan, ebenso wie die gelegentliche intraglutäale Anwendung des Neosalvarsan, entbehrlich geworden.

Von anderen Präparaten seien Alt- und Neosilbersalvarsan sowie Sulfoxyl-Salvarsan hier noch berücksichtigt.

Die intravenöse Infusion des Altsalvarsan ist recht umständlich und wird nur noch wenig angewandt. Für die ambulante Praxis ist sie nicht zu empfehlen.

Das Instrumentarium besteht aus der Weintraudschen 200 ccm fassenden Bürette, an der sich ein durch zwei Glaszwischenstücke — nahe den Enden — unterbrochener, etwa $1^1/_2$ m langer Gummischlauch befindet. In das untere Ende desselben kommt ein auf die Injektionskanülen passendes konisches metallisches Ansatzstück. Als Injektionsnadeln dienen 4—5 cm lange, dünne, scharf geschliffene, aber kurz abgeschrägte Kanülen. Letztere und der Ansatz liegen in Alkohol und werden kurz vor dem Gebrauch in 0,5% Kochsalzlösung getan. Bürette und Schlauch sind im Überdruckdampfsterilisator entkeimt und werden vor dem Gebrauch mit 0,5%, aus frisch destilliertem Wasser und reinstem NaCl (Merck) hergestellter steriler Kochsalzlösung durchgespült. Zur Lösung des Salvarsan bedarf man einer sog. Kugelmühle (Glaszylinder mit Glasperlen und eingeschliffenem Stopfen) und eines Erlenmeyerkolbens, der 250 ccm faßt und bei 120 und 160 eine Marke (Ätzstrich) trägt; diese Gefäße sind im Trockensterilisator keimfrei zu machen. Das Salvarsan wird, wie oben geschildert, der Ampulle entnommen und in die mit frisch destilliertem sterilem Wasser dreiviertel gefüllte Kugelmühle getan. Ist es durch Schütteln vollständig gelöst, so gießt man die gelbe Lösung in den Erlenmeyerkolben. Nun fügt man vorsichtig aus einer Tropfflasche 15% Natronlauge zu, bis gerade die zunächst sich trübende Flüssigkeit eben wieder ganz klar ist (für 0,4 Altsalvarsan etwa 7—8 Tropfen). Jetzt gießt man zu der klaren Flüssigkeit so viel 0,5% Kochsalzlösung, daß 40 ccm auf 0,1 Salvarsan kommen, füllt also bei 0,4 Salvarsan auf 160 ccm auf. Alsdann Einfüllen der Flüssigkeit in die Bürette, Ablaufenlassen eines Teils der Flüssigkeit in denselben Erlenmeyerkolben, damit alle Luft aus dem Schlauch entfernt wird, Wiedereingießen dieser Salvarsan-Lösung in die Bürette. Der Schlauch wird dicht hinter dem Ansatz für die Kanüle mit einer Klemme abgeklemmt und die Bürette an einem 2 m hohen Stativ befestigt. Nun wird unter den oben beschriebenen Kautelen die Nadel in die gestaute Vene eingeführt; fließt Blut, so liegt sie richtig und die Infusion erfolgt nach Öffnen des Klemmhahns. Ist die Flüssigkeit bis zum Grund der Bürette abgelaufen, so wird 0,5% NaCl-Lösung nachgegossen, damit auch der Rest einläuft (weiße Flüssigkeit am unteren Glasfenster). Alle obigen Regeln sind dabei genauestens zu beachten, und auf Störungen ist noch schärfer aufzumerken. Die Temperatur der Lösung soll gut zimmerwarm sein. Werden diese Infusionen einmal ambulant gegeben, so sind Ruhe, Vermeiden von Anstrengungen, Alkohol und reichlicher Mahlzeit kurz vor und nach der Infusion noch dringender zu empfehlen.

Neosilbersalvarsan (Kolle), ein braunschwarzes Pulver, das an Stelle des Silbersalvarsan getreten ist, wird in Dosen zu 0,2, 0,3, 0,4 und 0,45 abgegeben. Es wird in 10 ccm (bei Empfindlichen evtl. in 20 ccm) dest. sterilen Wassers gelöst und 2 mal wöchentlich (also jeden 3.—4. Tag) Männern in Dosen von 0,3—0,45, Frauen in solchen von 0,2—0,4 (0,45 bzw. 0,4 gilt als normale Volldosis nach 1—2 kleineren Anfangsdosen) intravenös gegeben. Spirochäten, serologische Reaktionen und Krankheitssymptome werden gut beeinflußt. Es ist entbehrlich, und seine Dauerwirkung erreicht die des Neosalvarsan und Salvarsan-Natriums nicht.

Sulfoxyl-Salvarsan, eine nicht oxydable und daher in gelöster Form haltbare Arsenobenzolsulfoxylatverbindung, ist in Ampullen mit 2—5 ccm (0,4—1,0 g) 20%iger Lösung vorrätig und kann ohne weitere Vorbereitungen intravenös eingespritzt werden (alle 7 Tage); es ist ein langsamer und milder wirkendes Mittel, das sich für frische Syphilis nicht eignet, aber auch bei älterer Syphilis, Tabes und Paralyse nicht zu empfehlen ist, da es öfters langwierige und schwere Dermatitis macht.

Nebenwirkungen. Von größter Wichtigkeit für den Arzt ist die genaue Kenntnis der Nebenerscheinungen der Salvarsan-Mittel, die früher häufiger vorkamen und nicht ganz selten zu bedrohlichen **Intoxikationen** und auch zum **Tode** (Salvarsan-Tod) geführt haben. Sie sind seit Verbesserung der Technik und sorgfältiger toxikologischer Kontrolle der einzelnen Präparate bei uns sehr selten geworden und kommen, zumal beim Neosalvarsan und Salvarsan-Natrium kaum noch vor; Vergiftungen sind im Beginn auch gut beherrschbar geworden.

Fieber (39—40° und mehr) entsteht bei frischer Syphilis (primärer und frühsekundärer) durch reichlichen Spirochätenzerfall kurz nach der ersten Einspritzung, geht aber meist schnell vorüber und braucht nicht durch vorausgehende Bismogenolspritze vermieden zu werden, vielmehr ist gleichzeitige Sa. + Bi.-Injektion gut verträglich. Ähnliches gilt für die sog. Herxheimersche Reaktion, Rötung und Schwellung von frischen, seltener älteren Exanthemen und gelegentlich auch inneren Krankheitsherden. Kopfschmerz, leichte Übelkeit, Durchfall, Unruhe, Zahnweh, Kreuz- oder Gelenkschmerz kommen nur selten vor, ebenso Störungen der Herztätigkeit. Etwas Pyramidon, Umschläge auf den Kopf, Ruhe, blande Diät genügen zur Behandlung.

Bei vegetativ empfindlichen Menschen entsteht während oder kurz nach schneller Injektion der **Spritzschock** oder angioneurotische Symptomenkomplex (Kopfröte, Zyanose, Ödem im Gesicht, evtl. Übelkeit, Erbrechen, erschwerte Atmung, Erstickungsgefühl), dessen Erscheinungen meist bald vorübergehen und durch eine 1‰ige Adrenalininjektion (0,5—1 ccm) oder Kalzium- oder Zuckerzusatz zum Salvarsan (s. unten) meist verhütet werden können. Schlimmer ist der Eintritt von Hirndrucksymptomen erst 2—3 Tage nach der Injektion (Erbrechen, Bewußtseinsstörung, epileptiforme Krämpfe, Fieber); diese mit Hirnödem und kleinen Blutungen (Salvarsan-Purpura) einhergehende **Enzephalitis** ist eine ernste Störung und kann tödlich enden. Kopfschmerz, Schlafstörung, Empfindlichkeit gegen Geräusche, Schwindel sind als Vorboten, besonders nach der 2. oder 3. Injektion, beachtenswert. Zur Behandlung dienen subkutane Injektionen von 0,5 bis 1,0 ccm Sol. Suprarenin (1 : 1000), Aderlaß mit Blutwaschung, etwa 300 ccm Natriumthiosulfat, Eisblase, Kampfer, Koffein, Subokzipital- oder Lumbalpunktion, im Notfall auch Trepanation zur Druckentlastung.

Langsame Injektion und Afenil (Ca-haltig) oder glukonsaures Kalzium als Lösungsmittel des Neosalvarsan (nicht Salvarsan-Natriums) sind zweckmäßig; auch das salzhaltige (Ca, K und Na) Normosal (Ampullen zur Bereitung von Salvarsan-Lösungen) soll ähnlich wirken.

In der ersten Salvarsan-Ära traten **Neurorezidive,** Lähmungen bes. der Hirnnerven (Akustikus und Vestibularis, Fazialis, Optikus [Neuritis optica], Okulomot. usw.) im Anschluß an Injektionen öfters auf; sie beruhen auf syphilitischer Meningitis oder Neuritis und kommen bei zweckmäßiger Kombination von Wismut und Salvarsan und genügend starker Behandlung nicht mehr vor, während zu schwache und reine Salvarsan-Darreichung sie begünstigt. Auch bei Spätlues scheinen so „tardive Neurorezidive" (z. B. tabische Initialsymptome kürzere oder längere Zeit nach einer Kur) geweckt werden zu können. Durch gründliche und starke kombinierte Kuren (Sa + Bi, Jod) werden sie wieder völlig geheilt oder doch sehr weitgehend gebessert.

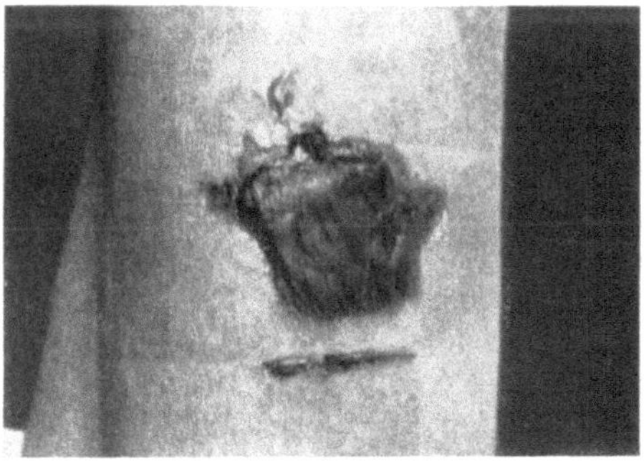

Abb. 18. Perkutane Salvarsan-Probe bei einem nur gegen Neosalvarsan, nicht gegen Salvarsan-Natrium empfindlichen Kranken (Erythrodermie nach Neosalvarsan vorausgegangen).

Über **Salvarsan-Exantheme** s. Arzneiausschläge. Die schwereren, unter dem Bilde universeller, manchmal nässender Erythrodermie auftretenden kommen öfters erst 8—10 Tage nach der 1. Einspritzung und sind z. T. von Angina begleitet und recht hartnäckig; auch bei kombinierter Kur dürfte Salvarsan für ihre Entstehung mehr verantwortlich sein als Wismut oder Quecksilber. Bei ihrem allerersten Beginn ist sofort Natriumthiosulfat (0,3 steigend bis 1,5) täglich intravenös anzuwenden; beim Auftreten von Furunkeln sogleich Staphylokokkenvakzine, Arningtinktur und Ichthyol, da Pyodermie dieser Art die Prognose trübt. Die Überempfindlichkeit gegen Salvarsan-Mittel kann durch Hautproben festgestellt werden, besonders bei Spätexanthemen nach Kurschluß (s. Abb. 18).

Zuweilen wird **Ikterus** während oder nach der Kur, zumal in Zeiten schlechter Ernährung, stellenweise gehäuft beobachtet, öfters erst 2—3 Monate nach Kurschluß, manchmal früher. Mitunter verläuft er schwer, selten tödlich (akute gelbe Leberatrophie). Unterernährung scheint das Auftreten dieser Störungen (Exantheme, Ikterus) zu begünstigen. Regelmäßige Untersuchung des Urins auf Urobilinogen und Leberfunktionsprüfung, z. B. mit Galaktosebelastung (40 g, danach Kontrolle des Blut- und Harnzuckers) ist anzuraten. Häufig ist der Ikterus auch syphilitischer Natur und ein syphilitisches Monorezidiv (harter Leberrand); Rückgang auf Bi und einschleichende, dann aber stärkere Salvarsan-Gaben bei Wechsel des Präparats sind empfehlenswert. Sonst ist Karlsbader Salz, blande Diät, Hitzeapplikation und reichliche Flüssigkeitszufuhr nützlich.

Nierenschädigungen durch Salvarsan kommen sehr selten vor; ja selbst kranke Nieren vertragen dies Mittel im Gegensatz zu Hg meist gut. Genaue Überwachung des Urins ist trotzdem erforderlich (Eiweißprobe mit Sulfosalizylsäure [20%], evtl. Sedimentprüfung, Wasserausscheidungs- und Konzentrationsversuch nach Volhard). Beeinträchtigungen des Augenlichts, wie sie andere, z. B. Arsinpräparate bewirken, kommen kaum vor.

Eine sehr seltene Schädigung der blutbildenden Organe stellt die aplastische perniziöse Anämie, Aleukia arsenobenzolica, dar, die mit hämorrhagischer Diathese, ulzero-gangränösen Prozessen im Mund, Darm usw., Fieber und starker Leukopenie (Aleukia haemorrhagica) einherzugehen pflegt, aber auch ohne Blutungen verlaufen kann (vgl. Agranulozytose, Leukämie); Leberbehandlung (Campolon usw.).

Alle, besonders aber die **schweren Schädigungen,** entstanden häufiger bei Anwendung des Altsalvarsan und treten viel seltener nach Neo-, Natrium- (und Solu-) Salvarsan auf. Dieser geringeren Toxizität geht die oben besprochene nicht ganz so starke Wirksamkeit parallel. Überdosierung durch zu große (einzeitige) und zu schnell aufeinanderfolgende Gaben und Nichtbeachtung warnender Symptome tragen an dem Auftreten ernsterer Störungen Schuld.

Frühere zeitweise Häufung von Nebenwirkungen, wie Ikterus, Erythrodermien, hat zu einer schärferen Kontrolle der einzelnen Herstellungsnummern Anlaß gegeben (auch in Kliniken). Dadurch sind diese recht selten geworden (s. S. 40).

Die genannten Störungen nötigen zum Aussetzen; sonst bestehen absolute **Kontraindikationen** gegen Neosalvarsan, Salvarsan-Natrium und Solu-Salvarsan kaum.

Auch bei Arteriosklerose, Alkoholismus, Diabetes, Leukämie, Herz-, Leber-, Nieren-, Augen- und Nervenleiden werden sie bei vorsichtiger Anwendung und Dosierung meist gut vertragen, zumal wenn bei Empfindlichen und Schwerkranken die Einspritzung in einschleichender Dosis recht langsam gemacht und bei etwaiger Störung sofort unterbrochen wird. Zu **schnelle Injektion** ist nicht selten schuld an Nebenwirkungen, die auch durch **Wechsel des Präparats** (Salvarsan-Natrium statt Neosalvarsan usw.) vermeidbar sind; Kalzium- oder Zucker- und Adrenalininjektion mildern oder beheben sie häufig, ebenso zweizeitige Einspritzung mit einem Intervall von 20′ (Schreus). Empfindliche gewöhnen sich bei langsamer Steigerung der Dosis oft auch ganz gut an das Mittel; so sieht man Urtikaria, leichte Erytheme, Kopfröte usw. bei nachfolgenden Injektionen manchmal allmählich geringer werden oder ausbleiben. Größte Vorsicht ist bei Status thymo-lymphaticus, Morbus Basedowi oder Addisoni, schwerer Myo- oder Endokarditis erforderlich; akute fieberhafte Infektionen (Angina, Enteritis, Influenza) nötigen zur Unterbrechung der Kur, ebenso skarlatiniforme Exantheme und Ikterus, wenn nicht Lebersyphilis (Monorezidiv) vorliegt.

Wismutpräparate. Das seit 1921 eingeführte, von Levaditi und Sazerac vorher im Tierversuch erprobte Wismut hat sich als wirksames Heilmittel schnell durchgesetzt und das Quecksilber fast völlig verdrängt.

Die ungemein zahlreichen, von der chemischen Industrie auf den Markt gebrachten Mittel lassen sich in 6 Gruppen einteilen: 1. wasserlösliche und in solchen Lösungen angewandte Präparate (Nadisan, Bisan, Wismulex usw.), 2. wasserlösliche in Öl- oder Paraffinaufschwemmung (Trépol, andere K-Na-Tartrate usw.), 3. wasserunlösliche, in gleicher Aufschwemmung angewandte (Bismogenol, Casbis, Mesurol und andere), 4. solche mit feinst verteiltem metallischem oder kolloidalem Wismut, wie Néotrépol, Bi-Diasporal, Sorbismal usw.), 5. in Öl gelöste Bi-Verbindungen (Neo-Olesal), 6. Mischpräparate von wasserlöslichen und unlöslichen Salzen, wie Spirobismol.

Reine Wismutbehandlung kann die kombinierten Kuren nicht ersetzen; für die Wirkung dieses Metalls ist intramuskuläre Depotbehandlung wesentlich. Intravenöse Injektion gelöster und kolloidaler Bi-Präparate ist nicht wirksamer, wohl aber gefährlicher; innere Behandlung aber ist wertlos. Die Setzung intraglutäaler Depots in Form reizloser unlöslicher Salze verdient auch nach Erfahrungen im Kaninchenexperiment (Kolle) den Vorzug und ist die Methode der Wahl geworden. Den Hg-Injektionen gegenüber bedeutet es einen großen Fortschritt, daß wirksamere Bi-Mittel ohne Schmerzen und sonstige Störungen gleichzeitig mit starken Salvarsan-Dosen zweimal wöchentlich in einer für den Arzt und Kranken bequemen Weise gegeben werden können.

An Stelle der französischen differenteren Heilmittel, wie Trépol (alkalisches Na-Ca-Wismuttartrat in 10 % öliger Aufschwemmung), Quinby (Chinin-Jod-Bismutat), Neotrépol (met. Wismut in Suspension) haben sich deutsche als besser verträglich bald eingebürgert.

Von den äußerst zahlreichen Präparaten hat sich Bismogenol (10 % ölige Emulsion einer Oxybenzoesäure-Bismutylverbindung mit 6 % met. Bi, d. h. 0,06 g in 1 ccm) am meisten bewährt, da es wirksam, schmerzlos und weitgehend frei von toxischen Nebenwirkungen ist.

Daneben werden Casbis (1 ccm = 0,1 g reizloser Bi-Verbindung in öliger Emulsion), Neo-Olesal (10 % ölige Lösung einer organischen Bi-Verbindung mit 30 % met. Bi, also 0,06 g in 2 ccm), Spirobismol, ölige Aufschwemmung einer wasserlöslichen Bi-Kal.-Natriumtartrat- und unlöslichen Bi-Chininjodverbindung (mit 0,035 met. Bi in 1 ccm) angewandt. Andere Mittel wie Bisuspen (6% Bi), Sorbismal (10% Bi), Bismuto-Yatren (3,6% Bi) werden von einigen Autoren empfohlen.

Mit Bismogenol und Casbis kommt der Praktiker fast stets aus, auch bei Neurolues, wobei auch Spirobismol gebräuchlich ist. Die lange Remanenz, welche die unlöslichen Bi-Präparate bei intramuskulärer Einführung aufweisen, indem sie langsam resorbiert (Röntgenbild) und ausgeschieden werden, ist wohl für die Heilwirkung von wesentlicher Bedeu-

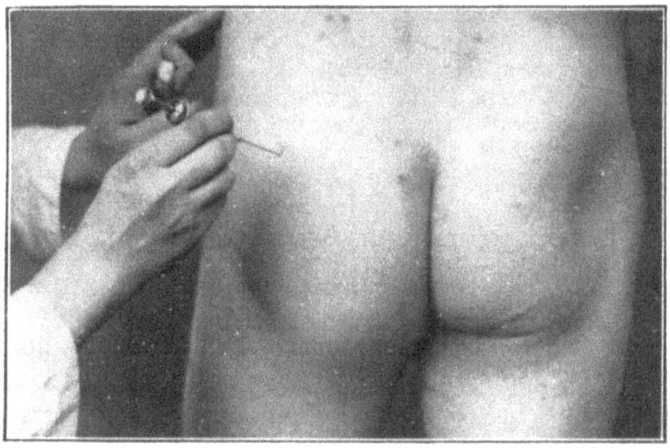

Abb. 19. Intramuskuläre (intraglutäale) Injektion in den oberen äußeren Quadranten der Gesäßmuskulatur (Bi, Hg, Solu-Salvarsan usw.).

tung; ebenso aber die richtige Ausführung der intraglutäalen Einspritzung, um Schmerzen und Schädigungen zu vermeiden (vgl. Abb. 19).

Technik der intraglutäalen Injektion. Zur Einspritzung von Bismogenol usw. dient eine 2 ccm-Rekordspritze, die, in einem Standglas mit sterilem Paraffin. liquid. stehend aufbewahrt, stets gebrauchsfertig ist, ferner 5—6 cm lange mittelstarke gut geschliffene Metallkanülen, die, in sterilem Paraffin. liquid. in durchlochtem Gestell hängend, ebenfalls immer bereit stehen. Nach gründlichstem **Schütteln** (zur Erzielung einer gleichmäßigen Emulsion zwecks richtiger Dosierung) wird die Spritze mit 1—1,5 ccm Bismogenol gefüllt und, nachdem die Kanüle mit steriler (abgeflammter) Pinzette fest aufgesetzt wurde, in den oberen äußeren Quadranten der Gesäßgegend schnell durch die Haut (zur Vermeidung von Schmerz) und dann langsamer in die Muskulatur (zur Verhütung einer Gefäßverletzung) eingestochen; hierauf wird 2—3mal bei ruhiger Haltung der Spritze aspiriert (Aspirations- bzw. Lesser-Schäffersche Probe), um auszuschließen, daß ein Gefäß getroffen ist, und wenn dabei kein Blut in die Spritze tritt, nun langsam injiziert. Dann wird die Kanüle schnell herausgenommen und nach etwaiger Blutstillung (Drucktupfer, Eisenchloridwatte) die Stelle mit Kollodium bedeckt. Die Einspritzung geschieht abwechselnd linker- und rechterseits an immer anderen sorgsam abgetasteten, noch freien Stellen; sie kann im Stehen bei entspannter Muskulatur, bei ängstlichen Kranken und Kindern besser in Bauchlage gemacht werden. Entsteht einmal ein Infiltrat, soll man ihm bei weiteren Einspritzungen fernbleiben, da sonst leicht Blut aus erweiterten Venen in die Spritze eintritt.

In seiner Wirkung auf die Spir. pall. wird das Wismut vom Salvarsan weit übertroffen, während Hg ihm unterlegen ist; das Verhältnis der Wirkungsintensität hat man auf 10 : 7 : 4 (Sa : Bi : Hg) geschätzt. Alle syphilitischen Erscheinungen werden schnell und kräftig beeinflußt, die serologischen und Liquorreaktionen ebenfalls, jedoch langsamer als durch Salvarsan. Zur Frühheilung und schnellsten Beseitigung der Ansteckungsgefährlichkeit ist Wismut allein nicht so gut, zur kombinierten Kur für diese Zwecke aber vorzüglich geeignet; dementsprechend macht es auch im Tierexperiment die frische Infektion meist nur latent (symptomlos), ohne die Sp. pall. restlos abzutöten. So ist es verständlich, daß Wismut als trefflicher Ersatz für Quecksilber dieses bei den kombinierten Kuren nahezu ganz verdrängt hat.

Zu einer vollen Kur gehören 12—15 (evtl. 20) Injektionen von 1,5, seltener 1,0 bzw. 2,0 ccm Bismogenol (2 mal wöchentlich) oder 1,0 Casbis oder 1,0—2,0 Spirobismol (ebenso). Für Säuglinge rechnet man 2—4 mg met. Bi pro Kilo (0,1—0,2 ccm Bismogenol bei 3 kg Körpergewicht).

Nebenwirkungen treten gegenüber dem Hg recht selten und geringfügig auf, zumal bei dem auch schmerzlosen Bismogenol.

Der Wismutsaum am Zahnfleisch, der auf einer Ablagerung von Bi-Sulfid, vor allem in den Gefäßendothelien, beruht, ist bei obiger Dosierung selten; kleinere und größere dunkelblaue Wismutflecke an Wangen-, Lippen-, Gaumen- oder Zungenschleimhaut (hier entsprechend den filiformen Papillen auch punktförmig) entstehen nur ganz ausnahmsweise. Noch seltener ist eine wirkliche Stomatitis und ulzeröse Gingivitis, der auch eine Pharyngitis zugesellt sein kann. Selbst an der Harnblasen- und Darmschleimhaut können Wismutflecke vorkommen. Wichtiger sind Schädigungen der Niere, die sich durch auffallende Epitheliurie, aber auch Zylindrurie und Albuminurie verraten und gewöhnlich erst gegen Ende der Kur und bei stark Bi-haltigen Präparaten leichter vorkommen. Bei geringeren Graden braucht die Kur deshalb nicht unterbrochen zu werden, da bei vorsichtiger Fortsetzung Gewöhnung eintritt; bei deutlicher Eiweißausscheidung ist Aussetzen indes ratsam.

Allgemeine Störungen, wie Kopfschmerz, Abgeschlagenheit, Blässe, Appetitlosigkeit, Gewichtsabnahme (verbunden mit Hämoglobinmangel, Eosinophilie und leichter Lymphozytose), sind recht selten, falls nicht überdosiert wird, ebenso Diarrhöen und sonstige Darmstörungen. Hauterscheinungen, wie Urtikaria, Zoster, Purpura oder gar mehr oder weniger generalisierte (follikuläre oder skarlatiniforme) Erythrodermien sind meist auf vorher oder zugleich gegebenes Salvarsan zu beziehen.

Örtlich machen die Injektionen (zumal von Bismogenol) bei sachgemäßer Ausführung kaum Störungen; bei Nichtbeachtung des Lesser-Schäfferschen Kunstgriffs (s. vorher) kann durch Eintritt von Bi in eine Vene und Verschleppung Lungenembolie mit Fieber und Bronchitis auftreten („Wismutgrippe"). Derbere Infiltrate sind bei guter Technik selten, ebenso lokale arterielle Embolien, die mit starker Schwellung und Schmerzhaftigkeit sowie eigenartigen dendritisch oder netzartig sich verzweigenden blauroten Streifen in der Glutäalgegend kurz nach der Injektion einhergehen und unter Fieber zu Nekrose führen können.

Sorgsame Technik, Mundpflege, Urinuntersuchung und Aussetzen bei erheblichen Störungen genügt meist zur Behebung, sonst Natriumthiosulfat (s. bei Salvarsan), Diät; Behandlung der Stomatitis wie bei Hg-Störungen.

Quecksilberpräparate. Quecksilber, welches seit Paracelsus (1493—1541) das Hauptheilmittel der Syphilis war und neben Salvarsan zu kombinierten Kuren unentbehrlich blieb, ist durch Wismut verdrängt worden und wird nur noch wenig verwandt. Es kann perkutan als Einreibung, intraglutäal oder auch intravenös als Einspritzung und innerlich in Form von Pillen, Pulvern oder Lösungen gegeben werden. Andere Gebrauchsarten (Einatmung, Bäder usw.) sind kaum noch gebräuchlich.

Die **Schmierkur** (Inunktionskur) ist, richtig ausgeführt, recht wirksam, schmerzlos und nicht sehr angreifend, aber schmutzig und unbequem.

Zur Einreibung wird eine $33^1/_3$% Quecksilbersalbe als Ung. hydrarg. ciner. (Päckchen von 3—5 g) oder Ung. Köpp ($33^1/_3$% Hg in Glastuben zu 30 g, mit Stricheinteilung zu je 1 g) verschrieben. Zu einer vollen Kur gehören 36—42 Einreibungen zu je 3—5 g, die in 6 bis 7 Folgen zu 6 Tagen (Turnus) gemacht werden; nur an jedem 7. Tage wird gebadet und die Salbe mit Seife und Wasser entfernt. Die beste Reihenfolge ist: 1. Tag l. Unterschenkel und Knie (bis Handbreit darüber), 3. Tag: l. Oberschenkel und Hüfte, 5. Tag: l. Arm, Schulter und linke Seite des Oberkörpers, 2., 4. und 6. Tag die gleichen Bezirke rechterseits (s. Merkblatt). So bleibt der Oberkörper lange rein, und der Kranke ist am Waschen nicht behindert. Die Einreibung geschieht abends, damit viel eingeatmet wird, soll 15—20′ dauern und ohne starken Druck gründlich (in der Richtung nach dem Herzen kräftiger) ausgeführt werden. Um das Eindringen zu erleichtern, ist zweckmäßig noch etwas Fett (Byrolin, Eucerin) an die Hand zu nehmen und nachzureiben. Empfehlenswert ist es, die Kur durch einen geübten Heilgehilfen machen zu lassen; gewissenhafte Kranke können sie auch selbst ausführen. Während eines Turnus wird wollene oder Flanellunterwäsche getragen und nicht gewechselt, auch evtl. nachts anbehalten, um die Bettwäsche nicht zu beschmutzen. Farblose Kalomelsalbe Ung. Calomelan. Heyden [5—6 g]) wird als Ersatz empfohlen, ist aber nicht so wirksam. Achselhöhlen und Geschlechtsteile werden nicht mit eingerieben, da sie sich leicht entzünden. Nach jeder Einreibung wird mit Talkum gepudert. Goldsachen sind abzulegen, da sie blind (amalgamiert) werden. Auch bei Säuglingen und Kleinkindern sind Inunktionen bewährt.

Kontraindiziert sind Schmierkuren bei großer Reizbarkeit der Haut, bei Ekzemen, starker Ichthyosis, großer Neigung zu Stomatitis. Stark übertriebene Schmierkuren (bis zum Ausfall der Zähne!) haben vor langen Zeiten viel Schaden angerichtet und die Abneigung gegen Quecksilber im Volke verschuldet.

Zur subkutanen Anwendung dienen **Injektionen** löslicher und unlöslicher Hg-Präparate; erstere können auch intravenös, letztere (Hg. salicyl., Kalomel, Ol. ciner.) nur intraglutäal gegeben werden; sie waren die gebräuchlichsten, sind aber durch die Wismuttherapie überholt.

Lösliche Salze wirken schnell, aber wenig nachhaltig, da sie bald ausgeschieden werden. Bewährte Mittel sind Sublimat, Hydrarg. oxycyanat. oder succinimidat. in folgenden Formeln: Hydrarg. bichlor. corros. 0,3, Natr. chlorat. 1,0, Aq. dest. ad 30,0 (Erwachsene alle 2 Tage 2 ccm, im ganzen 18—20, Neugeborene oder kleine Kinder wöchentlich $^{2}/_{10}$ ccm, 8—10 Inj.); Hydrarg. oxycyan., Novocain. nitr. āā 0,3 Aq. dest. ad 30,0 oder Injectio Dr. Hirsch (mit 0,4% Acoin); auch Hydrarg. succinimidat., endlich Cocain. mur. oder Novocain. āā 0,3, Aq. dest. ad 30,0, die ebenso wie Sublimat verwandt werden. Von organischen Hg-Verbindungen sind Novasurol und Salyrgan zur intraglutäalen und intravenösen Behandlung geeignete Mittel, die auch zur Mischspritzenbehandlung empfohlen wurden (Amp. zu 1 und 2 ccm).

Unter den unlöslichen Salzen steht **Hydrarg. salicyl.** voran; es wurde in 10% Emulsion (Hg. salicyl. 3,0, Ol. amygd. dulc. pur. steril. ad 30,0 oder als Vasenol. c. Hydr. salicyl. 10%, Köpp) verwandt, wovon man 2 mal wöchentlich 0,8 ccm einspritzt. Es wirkt schnell, doch nicht so nachhaltig wie die Schmierkur und ist ziemlich schmerzhaft. Zusatz von 5% Cycloform lindert die Schmerzen etwas. **Kalomel** wird in gleicher Weise zubereitet (Calomel v. p. 3,0, Ol. amygdal. dulc. pur. steril. ad 30,0 oder als 10% Köppsches Vasenol), 2 mal wöchentlich 0,5 ccm gegeben oder als Ol. calomelan. in 40% Emulsion wöchentlich zweimal (5 Teilstriche der Zielerschen Spritze) angewandt. Das 40% graue Öl war als Merzinol viel im Gebrauch (wöchentl. 1 mal 5—7 Teilstr. der Zielerschen Spritze, also 1 Teilstrich pro Tag — nicht mehr!). Zu einer vollen Kur gehören 12—16 Hg. salicyl. (je 0,8 ccm), 10—12 Kalomelspritzen (je 0,5 ccm) oder von dem 40%igen Merzinol etwa 8—10 Spritzen zu

5 bis höchstens 7 Teilstrichen (1 Teilstr. = 0,01 Hg); größere und zahlreichere Dosen von Ol. ciner. bzw. Merzinol sind **gefährlich** und haben selbst tödliche Hg-Intoxikationen nicht selten verursacht.

Richtige Ausführung der Injektionen ist zur Vermeidung von Schmerzen und schädlichen Folgen sehr wichtig. Man benutzt dafür Rekordspritzen zu 2 ccm und 5—6 cm lange gut geschliffene Kanülen, die in Alcoh. absol. oder für die unlöslichen Präparate in Paraffin. liquid. aufbewahrt werden. Für Ol. ciner. und Ol. calomelan. ist die Zielersche Rekordspritze (mit Reinnickelkanülen) erforderlich; sie allein gestattet genügend genaue Abmessung (1 Teilstrich = 0,01 Hg bzw. Kalomel), auch sie wird nebst Kanülen in Paraffin. liqu. aufbewahrt; zum Füllen dient ein kurzes Ansatzstück. Die unlöslichen Präparate sind stets gut zu schütteln; runde, eckenlose Flaschen (z. B. die Köppschen) erleichtern die gleichmäßige Mischung. Merzinol und Ol. calomelan. müssen in warmem Wasser (nicht über 50°) erwärmt und dann sehr gut geschüttelt werden. Die Injektionen werden in die oberen äußeren Quadranten der Glutäen, 3—5 Finger unter der Crista ilei, gemacht, weil sie weniger Gefäße enthalten und relativ schmerzfrei bleiben (s. bei Wismut, Abb. 19). Schmerzhafte Knoten (Infiltrate) werden mit Umschlägen und Sitzbädern behandelt; bei 40% Präparaten nötigen sie zum Aussetzen, da durch unregelmäßige Resorption schwere, selbst lebensgefährliche **Vergiftungen** entstehen können.

Innere Quecksilbermittel, die weniger kräftig wirken, werden kaum noch gebraucht. Früher verwandte man Hydrarg. oxydulat. tannic.-Pillen (Hg. oxydul. tann. 3,0, Extr. op. 0,3—0,6, Extr. et Succ. Liquir. q. s. ut fiant pilul. Nr. 60. DS.: 3mal tägl. 1—2 Pillen 6 bis 8 Wochen lang), ferner Mergal (cholsaures Hg), Merlusan oder Merjodin (Sozojodol-Hg-Tabletten) ebenso, stets nach den Mahlzeiten. Über Gelokal (Geloduratkapseln mit Hydrarg. bijod. + JK.) vgl. bei Jodpräparaten. Größere Bedeutung hatte die innere Darreichung bei der kongenitalen Syphilis, bei der Kalomel oder Hydrarg. jodat. flav. aber auch durch Spirocid überholt sind.

Die verschiedenen Quecksilberkuren sind nicht gleichwertig, obendrein durch Wismut entbehrlich geworden.

In richtiger Weise ausgeführt, ist die **Schmierkur** (36—48 Einreibungen) eine ausgezeichnete und sehr wirksame Behandlungsmethode, die neben Salvarsan auch heute noch gelegentlich angewandt wird; freilich ist sie unbequem und unsauber.

Hydrarg. salicyl. wirkt schnell und gut, aber nicht so nachhaltig wie die Schmierkur; seine Schmerzhaftigkeit ist recht unangenehm. Injektionen von grauem Öl (Merzinol), das weniger schmerzt und langsamer wirkt, sind wegen der nicht berechenbaren Resorption gefährlich und heute verlassen. Wegen ihrer kräftigen Wirkung auf manche schwere Erscheinungen (maligne Lues, Glossitis sclerosa, gummöse Orchitis, Iritis usw.) waren vor Einführung des Salvarsan und Wismuts **Kalomel**injektionen oft unentbehrlich; in schweren Fällen von Therapieresistenz können sie noch heute selten einmal herangezogen werden, schmerzen aber und machen zuweilen schwere Intoxikation (Enteritis, Stomatitis usw.).

Die **Nebenwirkungen des Quecksilbers** bedürfen genauester Kenntnis und Beachtung. Sie betreffen Mund- und Rachenschleimhaut (Stomatitis, Angina), Haut (Dermatitis), Darm (Enteritis) und Nieren (Albuminurie, Nephrose). Zu ihrer **Verhütung** ist gute Mundpflege (3mal Zähneputzen mit weicher Zahnbürste, Pebeco-, Chlorodont- oder Hydrozonpaste), häufiges Gurgeln, Pudern der Haut bei geringster Reizung, Vermeidung darmreizender Kost und Überwachung des Urins (wöchentlich 1—2mal auf Albumen prüfen) notwendig. Bei allen erheblichen Störungen ist die Hg-Kur zu unterbrechen, bis die Schädigung beseitigt ist.

Die Stomatitis äußert sich in Speichelfluß, Schwellung des Zahnfleisches und der Mundschleimhaut, grauen Belägen, Erosionen und Ulzerationen mit starkem Fötor; bei Vernachlässigung auch in tieferem Zerfall und nekrotischer Angina. Zähne vor der Kur in Ordnung bringen, künstliche Gebisse gut reinigen. Oft ($^1/_2$—1stündl.) Gurgeln und Umspülen zwischen den Zähnen mit Sol. hydrogen. peroxyd. (2 Teelöffel und einige Tropfen Spir. menth. pip. auf 1 Glas Wasser), Kal. chloric. (1 Teelöffel auf 1 Glas Wasser), Ortizon-Mundwasserkugeln (2 auf 1 Glas Wasser) usw. Daneben Pinseln des Zahnfleisches mit offizin. H_2O_2-Lösung, Tct. myrrh., Tct. ratanh. āā 15,0 oder noch besser mit Zusatz von 10 bis 20% Tct. jodi (Tct. jodi 6,0, Tct. ratanh. ad 30,0) oder Solut. acid. chromic. 1,5—2,5/50,0 (Gift, nichts verschlucken!) 1—2mal täglich. Ulzerationen werden mit 5—10% Arg. nitr.-Lösung oder 5% Kollargol betupft und mit 10% Jodoform- oder Trypaflavin-Gaze bedeckt. Gegen Schmerzen sind Anästhesin-Bonbons, Salbeitee, Dysphagin-Tabletten und evtl. Novocain-Pinselung nützlich.

Die mechanische Reinigung der Zähne mit weicher Bürste oder dem mit Mull umkleideten Zeigefinger ist trotz Schmerzhaftigkeit nützlich. Jodnatrium innerlich erhöht die örtliche Wirkung der H_2O_2-Mittel (Jod in statu nascendi).

Bei Darmstörungen (Dickdarmschmerz [Kolik], Diarrhöe, blutiger oder schleimiger Enteritis) blande Diät, Schleimsuppen, Pfefferminztee, Opium in kleinen Dosen und Tannalbin, Tannismut (3mal 1 Messerspitze oder 1 Tablette, evtl. mehr) oder Tierkohle; evtl. auch warmer Einlauf von 50—200 ccm $^1/_2$% warmer Tanninlösung in den Mastdarm. Koliken nach Hg-Injektionen können durch einige Tropfen Tct. opii oder Pantopon manchmal verhütet werden.

Bei Albuminurie und Zylindrurie Diät (Milch), Ruhe. Stets vor der Kur den Urin genau prüfen, um syphilitische Nephrose (viel Eiweiß) zu erkennen. Bei chronischer Albuminurie oder Nephritis aus anderer Ursache wird statt vorsichtiger Schmierkur ($2^1/_2$—3 g), die zuweilen vertragen wird, zunächst besser reine Salvarsan-Behandlung, dann mit Bi vorsichtig kombiniert, angewandt.

Jodpräparate. Jod hat nur eine symptomatische Wirkung, die besonders gut bei tertiärer Syphilis, aber auch bei manchen sekundären Erscheinungen, wie Cephalaea, Periostitis, arthralgischen und neuralgischen

Beschwerden, frühulzerösen und Gefäßerkrankungen hervortritt. Durch Salvarsan ist es aber oft entbehrlich geworden.

Die gebräuchlichsten Mittel sind Jodkali, Jodnatrium, Sajodin, Alival, Endojodin, Jodglidine, Mirion und andere.

Jodkali und Jodnatrium werden als Sol. Kal. (Natr.) jodat. 20/200,0 verschrieben und davon 3mal täglich 1—2 Teelöffel (5—10 ccm = $^1/_2$—1 g) verordnet; bei hartnäckigen Erscheinungen steigt man auf die doppelte Menge (6 g pro die) und evtl. mehr, besonders wenn Bi, Hg oder Salvarsan nicht angewandt werden können. Jodkali wirkt stärker als Jodnatrium. Sehr empfehlenswert ist die Darreichung in Geloduratkapseln, die sich erst im Darm lösen und auch von Empfindlichen gut vertragen werden, besonders wenn etwas Antipyrin zugesetzt wird (Kal. [Natr.] jodat. 0,5, Antipyrin 0,15, da tal. dos. XXX in caps. gelodurat., 3mal tägl. 1 bis 2 Kapseln). Zwei als Gelokal 0,2 bzw. 0,5 benannte Präparate (Gelod.-Kapseln mit Kal. jodat. 0,2 + Hg bijodat. 0,002 bzw. Kal. jodat. 0,5 + Hg bij. 0,005) sind als internes Antisyphilitikum bei älterer Lues zuweilen brauchbar. Jodsalze sind stets nach den Mahlzeiten in Milch oder Hafer- bzw. Reisschleim zu nehmen. Recht gut vertragen wird das kräftig wirkende Sajodin (monojodbehensaures Kalzium), das in Glasröhren mit 20 Tabletten zu 0,5 käuflich ist; davon 3mal täglich 1—2—4 Tabletten nach dem Essen (Tabletten etwas zerkleinern). Schwächer ist Jodglidine (jodiertes Pflanzeneiweiß [20 Tabletten zu 0,05 Jod] in einem Glas); 6—12 Tabletten täglich können genommen werden. Einspritzungen von Jodipin (25%) ins subkutane Gewebe der Glutäen (je 5—10 ccm) sind meist entbehrlich; sie wirken langsam und milde.

Alival (63% Jodgehalt) wird in Tabletten zu 0,3 (Orig.-Präp., 3mal tägl. 1—2 Tabl.) und intraglutäal (auch intravenös) verabreicht (5 bzw. 10 Amp. zu 2 ccm); es soll in letzterer Form kräftig wirken; mehr noch das subkutan, intraglutäal und intravenös injizierbare Endojodin ($^1/_2$—1 Amp. tägl.). Dem Mirion, das nicht viel Jod in ein Kolloid eingeschlossen enthalten soll, kommt nicht die ihm zugeschriebene starke Wirkung zu (20 intraglutäale Injektionen von 5 ccm).

Die Nebenwirkungen sind beim Jodkali entsprechend seiner größeren Heilkraft am stärksten, beim Jodnatrium, Sajodin und den anderen Präparaten geringer; sie bestehen in Schnupfen, Kopfschmerz, Konjunktivitis, Lid- und evtl. Gesichtsschwellung, Magendarmstörungen und Exanthemen (s. Arzneiausschläge), seltener Drüsenschwellung, Abmagerung und Schwäche. Antipyrin und Pyramidon, die der Lösung zugesetzt werden können, lindern sie, ebenso auch Einnahme nach den Mahlzeiten und Einhüllung in Milch, Haferschleim, Geloduratkapseln. Neben Joddarreichung ist Kalomelpuder (oder Hg-Salbe) am Auge (auch Genitalien) zu vermeiden, ebenso Hydr. oxycyan.-Spülungen usw.; Kalomelinjektionen werden daneben aber meist gut vertragen.

Andere Heilmittel, wie Antimon, Kadmium, Chrom-, Tellur-, Vanadiumpräparate, kommen nicht in Betracht. Von Goldpräparaten wurde Solganal B oleos. (Aurothioglykose) in

$20^0/_0$ öliger Suspension (3mal wöchentl. 0,2, insgesamt 6 g intraglutäal) empfohlen (Heuck); es erwies sich als wirksam, auch auf den Liquor, macht aber öfters Nebenerscheinungen (Dermatitis usw.) und hat sich nicht durchgesetzt. Versuche mit Vakzine (Spirochätenaufschwemmung) oder Serumbehandlung haben zu keinem brauchbaren Ergebnis geführt. Dagegen hat die **Fiebertherapie** mit Malaria usw. eine ungemein große Bedeutung erlangt (s. Nervensyphilis).

Ein altes mitunter brauchbares unspezifisches Mittel ist das **Zittmannsche Dekokt,** das als Dec. Zittm. fortius und mitius hauptsächlich Sarsaparilla (ersteres auch Spuren von Hg) enthält. Man gibt 250—300 ccm recht warm morgens zu trinken und läßt 1—2 Stunden schwitzen. Nachmittags kann dann ebensoviel kalt getrunken werden; gewöhnlich genügt das schwächere Dekokt. Ratsam sind solche Kuren bei gegen die Chemotherapie mehr oder weniger resistenten Fällen, besonders älterer Lues da, wo man Malaria nicht anwenden will. Die Bi-Salvarsan-Wirkung wird gefördert, wenn man einen Tag vor den Einspritzungen Zittm.-Dekokt trinken und schwitzen läßt (ebenso auch die Hg-Wirkung und -Ausscheidung). Statt des Dekokts können auch Zittmannintabletten, welche die wirksamen Bestandteile enthalten, und zwar 3mal tägl. 2—4 Tabl. zu 0,3 g verordnet werden.

Kombinierte Kuren und Kursysteme

Die Kombination von Jod und Quecksilber wurde schon lange als besonders wirksam angesehen und bei Früh- und Spätsyphilis viel verwandt; sie besteht darin, daß neben einer kräftigen Schmier- oder Injektionskur (Hg. salicyl., Kalomel usw.) wochenlang Jod (JK, JNa oder Sajodin) gegeben wird. Vor Entdeckung des Salvarsan wurde die frische Syphilis in den ersten drei Jahren mit sechs solchen Kuren chronisch intermittierend behandelt (im ersten Jahr drei, im zweiten zwei, im dritten eine Abschlußkur). Die Erfolge waren nicht zufriedenstellend, denn infektiöse Frührezidive traten fast regelmäßig ein, und es gelang nur in einem Teil der Fälle, die Krankheit auszuheilen und Spätfolgen zu verhüten. Noch weniger günstig wirkte die in England, Frankreich usw. viel gebrauchte mehr kontinuierliche Behandlung mit Hg-Pillen über noch längere Jahre. Dann wurde diese Behandlung durch die in Bonn zuerst eingeführten kombinierten Hg-Salvarsan-Kuren, bei denen beide Heilmittel gleichzeitig verabfolgt werden, ersetzt; diese sind weit wirksamer, indem eine oder zwei Kuren die Frühheilung primärer Syphilis erreichen und drei und mehr Kuren auch sekundäre Lues noch oft ausheilen.

An Stelle früherer Kurarten ist nun die leicht durchführbare **kombinierte Salvarsan-Wismutbehandlung** in Form des Bonner maximalen Kursystems (E. Hoffmann) getreten.

Die hierfür im Laufe der Jahre erprobte Salvarsan-Wismutkur wird in einfacher Weise so durchgeführt, daß man beide Mittel in möglichst großer Dosis 2 mal wöchentlich am gleichen Tage gibt, und zwar Neosalvarsan oder Salvarsan-Natrium intravenös, Bismogenol oder Casbis intraglutäal. Neben der Größe der Einzeldosis, die für den Erwachsenen 0,45—0,6 Neosalvarsan bzw. Salvarsan-Natrium (also durchschnittlich etwa 0,008 g pro Kilogramm Körpergewicht) beträgt, kommt es auf eine hohe Gesamtdose (5,5—7,0 g und mehr) sowie kurze Intervalle zwischen den einzelnen Gaben an (3 bzw. 4 Tage, also 2 mal pro Woche). Bei Frauen ist eine Wochendosis von 2 mal 0,45 = 0,9 g, bei Männern eine solche von 2 mal 0,6 = 1,2 g gewöhnlich ausreichend und wird meist gut vertragen. In resistenten Fällen kann sie auf 2 mal 0,5—0,52 oder auch 0,6 bei Frauen und bei Männern selbst auf 2 mal 0,75 g und mehr erhöht werden; doch ist dazu nur selten Anlaß. Als

Woche	Mann		Frau	
1.	0,45 g Salv.-Na 0,6 g „	1,0 ccm Bismog. 1,5 ccm „	0,3 g Salv.-Na 0,45 g „	0,75 ccm Bismog. 1,0 ccm „
2.	0,6 g Salv.-Na 0,6 g „	1,5 ccm Bismog. 1,5 ccm „	0,45 g (0,525) 0,45 g (0,525)	1,25 ccm Bismog. 1,25 ccm „
3.	0,6 g Salv.-Na 0,6 g „	1,5 ccm Bismog. 1,5 ccm „	0,45 g (0,525) 0,45 g (0,525)	1,25 ccm Bismog. 1,25 ccm „
4.	0,6 g Salv.-Na 0,6 g „	1,5 ccm Bismog. 1,5 ccm „	0,45 g (0,525) 0,45 g (0,525)	1,25 ccm Bismog. 1,25 ccm „
5.	0,6 g Salv.-Na 0,6 g „	1,5 ccm Bismog. 1,5 ccm „	0,45 g (0,525) 0,45 g (0,525)	1,25 ccm Bismog. 1,25 ccm „
Zusam.	5,85 g Salv.-Na	14,5 ccm Bismog.	4,35 g (4,95)	11,75 ccm Bismog.
Evtl. 6.	0,6 g Salv.-Na 0,6 g „	1,5 ccm Bismog. 1,5 ccm „	0,45 g (0,525) 0,45 g (0,525)	1,25 ccm Bismog. 1,25 ccm „
Zus.	7,05 g Salv.-Na	17,5 ccm Bismog. = 1,05 g met. Bi	5,25 g (6,00) Salv.-Na	14,25 ccm Bismog. = 0,855 g met. Bi
Wochendosis 0,9—1,2 Neos. bzw. Salv.-Na (2 × 0,45 bzw. 0,6). Intervall zwischen den Kuren 5 Wochen.				

Abb. 20. **Behandlungsübersicht der Syphilis des Erwachsenen.**
Maximale kombinierte Salvarsan-Wismutkur.

Kombinationsmittel ist das gut verträgliche Bismogenol (oder Casbis) in der Dosis von 2 mal wöchentlich 1,5 (bzw. 1,0) ccm wohl bewährt. Eine starke kombinierte Kur umfaßt je 10—12 gleichzeitig 2 mal in der Woche, z. B. Mo. und Do., verabfolgte Sa- und Bi-Injektionen, also einen Zeitraum von 5 bis 6 Wochen (s. Behandlungsschema Abb. 20). Die erste Einspritzung soll stets etwas schwächer sein (0,3—0,45 Neosalvarsan oder Salvarsan-Natrium, 0,75—1,0 ccm Bismogenol); wo man eine zu starke Reaktion befürchtet, z. B. bei Hirnlues, gibt man neben Jod zuerst 1—2 mal nur Wismut, dann auch Salv. zugleich. Kurze Pausen von 5 Wochen zwischen den einzelnen starken kombinierten Kuren sind für den Heilerfolg wesentlich. Mit diesen gut verträglichen Mitteln (auch Casbis) kommt man fast stets aus; selten sind andre erforderlich, die bei den Sa- und Bi-Präparaten genannt wurden. Während so kräftiger kombinierter Kuren sind Allgemeinbefinden, Körpergewicht, Urin, Haut, Herz, Magen, Darm, Mund und Rachen besonders sorgsam zu überwachen. Treten Störungen, z. B. Ikterus, Albuminurie oder ein Exanthem auf, ist die Kur sofort zu unterbrechen, bei leichteren Nebenwirkungen die Dosis herabzusetzen.

An Stelle des Bismogenols usw. wurde früher neben Salvarsan Quecksilber viel angewandt, und zwar entweder eine starke Schmierkur von 36—42 Einreibungen (zu 3—5 g Ung. Köpp) oder eine Injektionskur (12 Injektionen zu 0,8 ccm Hg. salicyl. [10%] oder 5 Teilstr. 40% Kalomelan, beide 2 mal wöchentlich, oder 6 Injektionen von 5—7 Teilstr. Merzinol 1 mal wöchentlich; letztere beide mit der Zielerschen Spritze). Hierbei waren Nebenwirkungen und Störungen indessen viel häufiger als bei der Salvarsan-Wismutkur, und beim grauen Öl Vergiftungen möglich.

Die einzeitige Salvarsan-Quecksilberbehandlung (Linser), die bequem und ohne Schmerzen durchführbar ist, wirkt nicht nachhaltig genug. Für diese Mischspritzenbehandlung wurden früher 1—2 ccm 1% Sublimatlösung oder Novasurol in die mit Neosalvarsan-Lösung nicht ganz gefüllte Spritze aufgesaugt, wobei eine Verfärbung und Fällung der Lösung eintrat, die bei Verwendung von Salyrgan vermeidbar ist.

Stärke, Dauer und Wiederholung der kombinierten Salvarsan-Wismutkuren richten sich nach dem Stadium und der Schwere der Erkrankung, wie noch angegeben werden soll. In späteren Stadien, wo es auf schnellste Frühheilung nicht mehr ankommt, können die Kuren zuweilen gemildert und sollen stets individuell angepaßt werden.

Auch reine Salvarsan-Behandlung ist ebenso wie reine Wismuttherapie versucht und wirksam befunden worden. Erstere gelang mit dem anfangs sehr stark wirkenden Altsalvarsan manchmal schon mit

2 „Schlägen" von 0,3—0,4, intraglutäal auch 0,6 g. Solche Dauererfolge sind bis zu 25 Jahren nachkontrolliert worden. Später führten 5—6 große Altsalvarsan-Infusionen von 0,3—0,4 g (wöchentlich eine) nicht selten zum gleichen Ziel; sie werden auch heute mitunter bei resistenten Fällen empfohlen. Kombination mit Bi (2mal pro Woche) ist ratsam.

Von anderer Seite werden solche „Altsalvarsan-Schläge" mit je 3 Einspritzungen zu (0,2—)0,3 g innerhalb von 2—3 Tagen, im ganzen 4—5mal mit 8tägigen Pausen, zwecks intensiverer spirochätozider Wirkung empfohlen (Scholtz), wobei Klinikaufnahme erforderlich ist. Einfacher ist die Salvarsan-Sättigungskur (Schreus), bei der nach einer kurzen Vorkur wöchentlich einmal je 2, später 3 Salvarsan-Einspritzungen mit nur 20′ Pause hintereinander verabfolgt werden, um den Salvarsan-Spiegel des Blutes zur Abtötung der Sp. p. länger hoch zu halten. Dadurch sollen auch ältere hartnäckige Erkrankungen, selbst von Neurolues, gut beeinflußt werden (Schreus). Eine ähnliche Sättigung läßt sich noch einfacher in unser maximales Kursystem im Bedarfsfalle einfügen, indem einmal wöchentlich 2 (bzw. 3) Einspritzungen, also 0,6 + 0,3 + 0,3 oder 0,6 + 0,45 + 0,3 g mit 20′ Pause hintereinander gegeben werden.

Reine Wismutkuren (15—20 Inj. 2mal wöchentl.) wurden ebenfalls versucht, und zwar 6 solche starke Kuren im Laufe von 3 Jahren auch für die Frühbehandlung; sie gelten aber nicht als ausreichend. Im Spätstadium genügt Wismutbehandlung eher und kann dann, je nach Lage des Falles, mit Spirocid oder Jod kombiniert werden.

In manchen Ländern (U.S.A., Frankreich usw.) wird an Stelle des Bonner maximalen Kursystems eine über 18 Monate sich hinziehende kontinuierliche und mit den Mitteln wechselnde Behandlungsart durchgeführt, indem Sa und Bi, aber auch Hg nacheinander in immer wieder neuen Kurfolgen herangezogen werden.

Die eindeutigen deutschen, dänischen u. a. Statistiken über glänzende Dauererfolge mit dem auf wenige Monate beschränkten maximalen Kursystem sprechen aber so für letzteres, daß auf diese prolongierte schwächere Methode nicht weiter eingegangen zu werden braucht.

Die **deutschen Salvarsan-Präparate**, welche sich durch größte Heilkraft bei weitestgehender Ausschaltung schädlicher Nebenwirkungen auszeichnen, verdanken diese Eigenschaften nicht nur der langjährigen, einzigartigen Erfahrung der herstellenden Werke (»Bayer« I. G. Farbenindustrie), sondern auch der exaktesten Prüfung ihrer parasitiziden Fähigkeit und Toxizität in Tierversuchen durch das Frankfurter staatliche Institut für Exper. Therapie und dem Umstand, daß sie erst nach Vorprüfung auf ihre Verträglichkeit in sachkundigen Kliniken ausgegeben werden. Darauf beruhen die so ungemein zahlreichen Dauerheilungen frischer und selbst älterer Syphilis, die durch deutsche, dänische u. a. Statistiken klar erwiesen sind.

Während früher nur deutsche Arsenobenzole gebräuchlich waren, werden seit dem Weltkrieg auch in anderen Ländern ähnliche Präparate hergestellt, von denen einige großen Heilwert besitzen, indes nach den vorliegenden Statistiken die Frühheilungsstärke unserer besten Mittel nicht ganz erreichen oder doch eher Nebenerscheinungen machen. Sie werden ähnlich wie die deutschen Heilmittel verwandt.

Neuerdings wird in USA. das schon Ehrlich bekannte Oxydationsprodukt des Salvarsan, das 3-Amino-4-oxyphenyl-1-arsinoxyd unter dem Namen Mapharsen zur Luesbehandlung empfohlen. Es ist etwa 10mal toxischer, soll aber auch ungefähr 10mal wirksamer sein als Salvarsan, so daß man angeblich mit 10mal geringeren Mengen auskäme.

Gang der Behandlung in den verschiedenen Stadien

Trotz ihrer ausgesprochenen Chronizität ist die Syphilis dank den Fortschritten der letzten Jahrzehnte eine **heilbare Krankheit** geworden, wenn die **große Frühheilungschance des Salvarsan** (im Verein mit Wismut) richtig ausgenutzt wird. Deshalb ist bei **primärer Syphilis** die **Behandlung sofort zu beginnen,** doch erst dann, wenn die **Diagnose** durch den gesicherten Spirochätennachweis bei Berücksichtigung des klinischen und serologischen Befundes **einwandfrei** festgestellt worden ist. **Je früher die Kur** einsetzt, **um so sicherer** gelingt die **Frühheilung.** Versäumnis der Frühdiagnose erschwert oder verhindert sie und begünstigt die weitere Ausbreitung der Syphilis, ist somit ein **grober,** nicht oder schwer wieder gut zu machender **Fehler,** für den der Arzt evtl. verantwortlich gemacht werden kann. **Konsultation eines erfahrenen,** Spirochäten- und serologische Untersuchung beherrschenden **Facharztes** ist gerade **zu Beginn** einer so wichtigen Krankheit **dringend anzuraten,** nicht erst dann, wenn örtliche oder allgemeine Behandlung das Bild verwischt hat und ein sicheres Urteil erschwert oder gar unmöglich macht.

Eine Ausnahme von der Regel, daß ohne sichere Diagnose eine Salv.-Wism.-Kur nicht begonnen werden darf, sollte nicht, jedenfalls nicht ohne gewichtigsten Grund, gemacht werden.

Bei Ehefrauen und Partnerinnen, die durch den frisch infizierten Mann infolge Verkehrs, insbesondere mehrfachen, bei bereits bestehendem Schanker oder offenen Papeln mit größter Wahrscheinlichkeit angesteckt worden sind, wird man mit Rücksicht darauf, daß bei ihnen ein deutlicher Primäraffekt nicht selten ausbleibt, die Behandlung auch ohne sichere Zeichen einleiten dürfen, dann aber in der unten angegebenen Stärke, um Frühheilung auch sicher zu erreichen. Durch genaueste mehrfache Untersuchung des Zervixabstrichs, der Tonsillen usw. auf Sp. p. kann aber die einwandfreie Frühdiagnose oft rechtzeitig gestellt werden. Die auf diese Weise mögliche **Verhütung familiärer Syphilis** und ihrer Folgen für die Nachkommenschaft rechtfertigt hier eine Ausnahme von obiger sonst gültiger Regel. Hat ein Arzt eine spezifische Kur bei zweifelhafter

Syphilis begonnen und dadurch die Frühdiagnose durch Nachweis der Sp. p. unmöglich gemacht, bleibt meist nichts übrig, als diese fortzusetzen und in genügender Stärke zu vollenden.

Je länger die Spirochäten im Körper verweilen, um so schwieriger ist ihre völlige Vernichtung; daher ist mit zunehmendem Alter der Infektion eine verstärkte und verlängerte Behandlung erforderlich. Hierzu dient die **maximale Frühbehandlung** mit kombinierten Salvarsan-Wismutkuren, deren Stärke und schnelle Aufeinanderfolge dem jeweiligen Stadium der Lues anzupassen ist. Sie erfüllt zugleich die individuelle, familiäre und soziale Indikation. **Nicht nur primäre, sondern auch sekundäre Syphilis ist alsdann früh heilbar.** Die Krankheitskurve in Abb. 3 gibt von dem Bonner maximalen Kursystem eine übersichtliche Darstellung.

Bei **Lues I seronegativa,** d. h. einer so frischen Erkrankung, daß die serologischen Reaktionen bei den ersten 3 Injektionen (und später) stets glatt negativ ausfallen, ist zwar **eine** besonders kräftige maximale Salvarsan-Bi-Kur (10, besser 12 Neos.- oder Salvarsan-Na-Injektionen mit ebenso vielen Bismogenolspritzen in oben angegebener Dosierung) nach vielen Erfahrungen meist ausreichend, doch wird zur Sicherheit von vielen Ärzten eine zweite starke Kur grundsätzlich durchgeführt, die bereits nach 5 Wochen eingeleitet werden soll.

Dies **Zweikurensystem** gilt stets für **Lues I seropositiva,** auch wenn die serologischen Reaktionen nur vorübergehend in Gestalt einer positiven Schwankung positiv ausfielen, und zwar soll der **zweite** Kurschlag möglichst ebenso stark sein (je 10—12 Inj.).

Seine grundsätzliche Durchführung erspart nicht nur häufigere serologische Untersuchungen, sondern ist auch Kassen und Versicherungsträgern gegenüber zwecks schneller Regelung der Kostenfrage als Norm notwendig.

Wenn man nicht nach dem Gewicht (0,008 pro Kilo) gehen will, ist bei Frauen 0,45—0,52, bei Männern 0,6 die bewährte Normaldose (als erste 0,3 bzw. 0,45), bei 2mal wöchentlicher Einspritzung. Als Gesamtdosis für eine starke Kur gilt für Männer 6,0—7,0 g, für Frauen 5,5—6,0 g Salvarsan-Na oder Neosalvarsan. Wie bei frischester Infektion (ganz kurz bestehendem Primäraffekt) ist auch bei Gefährdung durch den Ehemann, möglicher beruflicher Infektion usw. **volle Kurstärke** zur sicheren Erzielung der Frühheilung stets vorzuziehen, wenn ausnahmsweise oder aus Übereilung die Behandlung vor sicherem Spirochätennachweis begonnen wurde. Eine 3—5malige Injektion von 0,6 Salv.-Na oder Neosalvarsan oder gar eine mehr oder weniger starke

Spirocid-Kur (4mal tägl. 1 Tablette zu 0,25 g, mehrere Wochen lang) ist in solchen Fällen nicht erlaubt. Die Exzision des Primäraffektes ist auch bei günstigem Sitz überflüssig; 20% Kalomelsalbe oder Hg-Pflastermull genügen zur schnelleren Rückbildung der Sklerose und Drüsen; anfangs bei offenem Schanker Kalomelpuder.

Nicht nur dem Neosilber-, sondern auch dem wirksameren, aber umständlichen Altsalvarsan ist die kombinierte Bi-Salvarsan-Kur stets vorzuziehen.

Salvarsan-Natrium ist oben vorangestellt, weil es wohl noch kräftiger wirkt als das weit gebräuchlichere, ebenfalls genügend starke Neosalvarsan. Von Myo-Salvarsan sind ähnliche Dauererfolge nicht erwiesen; es ist für Frühheilung daher nicht zu empfehlen.

Frische sekundäre Syphilis wird mit wenigstens **drei**, durch 5wöchige Pausen getrennten starken kombinierten **Kuren** behandelt; hierzu sind wiederum je 10 bis 12 Salv.-Na oder Neosalvarsan-Injektionen mit starker gleichzeitiger Bismogenol- (oder Casbis-) Kur erforderlich, wobei die zweite Pause auch 6 Wochen lang sein kann.

Die **beiden ersten starken kombinierten Salvarsan-Wismutkuren** sind für die Frühheilung und Bekämpfung der Syphilis als Volkskrankheit von **entscheidender** Bedeutung; denn sie **nützen in jedem Fall die Frühheilungschance,** die auch für frische sekundäre Syphilis noch oft besteht, **möglichst vollkommen aus, verhindern** weitgehend **Rezidive** und setzen die **Ansteckungsgefährlichkeit** schnell und sehr wirksam **herab (Zwei-** und **Dreikurensystem).**

Einzelne Fachärzte begnügen sich auch bei frischester Lues II mit zwei Kuren und nehmen die seltenen Mißerfolge in Kauf, indem sie sich auf Nachbeobachtung und Kontrolle von Blut und Liquor beschränken. Die grundsätzliche Durchführung der dritten Kur ist aber vorzuziehen.

Bei **älterer sekundärer Lues** wird nach etwa 2 Monaten, besonders wenn während der dritten Kur die Seroreaktionen auch nur vorübergehend positiv waren, eine **vierte Kur** möglichst mit Wechsel der Präparate (Salv.-Na statt Neosalv., Casbis statt Bismogenol) angefügt. Für latente Lues II gelten dieselben Regeln. In besonders hartnäckigen Fällen ist evtl. noch eine **fünfte Kur** nach etwa 2—3 Monaten anzuraten.

Wo die maximale Frühbehandlung in Form des **Dreikurensystems** nicht zu einem befriedigenden Erfolg führt, ist die **Liquoruntersuchung** dringend anzuraten, um eine Erkrankung des Zentralnervensystems frühzeitig zu erkennen und bei Resistenz gegen die kombinierte Chemotherapie erhöhte Salvarsan-Dosen oder Malaria- bzw. Fieberbehandlung zur Erzielung besserer Heilwirkung zu Hilfe nehmen zu können (s. später).

Die örtliche Behandlung ist seit der Einführung des Salvarsan und Wismuts viel weniger wichtig geworden und oft entbehrlich; sie geschieht bei genitalen und analen Papeln mit Sublimatbädern und Kalomelpuder (Calomel., Talc., ven. āā) oder noch besser Kalomelsalzwasserbrei (das genannte Pulver wird mit physiol. NaCl-Lösung zu einem Brei angerührt), später mit 10—20% Kalomellanolinsalbe, bei krustösen Exanthemen mit Ung. hydrarg. praec. alb., bei Schleimhauteffloreszenzen mit 1% Sublimatlösung (Pinseln 1—2mal täglich). Bei **viszeraler Lues** im Frühstadium ist kombinierte Bi-Salvarsan-Behandlung, nur mit vorsichtigen Salvarsan-Dosen (0,3 g) beginnend (einschleichend), neben Jod zu empfehlen. Bei **syphilitischer Nephrose** (oft mehrere Prozent Eiweiß!) gibt man erst Neosalvarsan oder Salvarsan-Natrium in kleiner, allmählich steigender Dosis und Jod allein, bald auch vorsichtig Bismogenol [früher auch Schmierkur mit halber Dosis (2—2,5 g)] und allmählich stärkere kombinierte Kur, falls der Eiweißgehalt, wie gewöhnlich, schnell zurückgeht. Auch bei chronischer Nephritis auf anderer Basis ist vorsichtigere Dosierung mit Bismogenol anzuraten.

Die **maligne Syphilis** (frische galoppierende Form) reagiert glänzend auf Salvarsan; oft genügt schon eine starke kombinierte Kur, um alle Erscheinungen zu beseitigen, zur Heilung sind aber drei derartige Kuren ratsam. Bismogenol und Casbis vermögen die früher oft unentbehrlichen Kalomelinjektionen fast immer gut zu ersetzen.

Tertiäre Syphilis der Haut oder inneren Organe wird mit Jodkali oder andern wirksamen Jodmitteln und sonst ebenso wie ältere sekundäre Erkrankung behandelt; drei kombinierte Kuren mit etwa $1^1/_2$—3 monatigem Intervall sind wenigstens anzuraten. Wichtig ist die genaue innerliche Untersuchung mit Berücksichtigung des Gefäß- und Nervensystems, insbesondere die rechtzeitige Liquoruntersuchung (s. dort). Das Negativwerden der Seroreaktionen läßt sich nicht immer erzwingen. Wo in veralteten Fällen ein natürlicher Stillstand eingetreten ist, soll man nicht ohne Grund eingreifen (quieta non movere).

Dies darf aber nicht Anlaß zu immer neuen Kuren geben; vielmehr kann man sich, wenn klinisch nachweisbare Veränderungen, Liquorbefund und Röntgenbild der Aorta nichts anderes erfordern, mit 3—5 kombinierten Bi-Sa- oder Jod-Bi- bzw. Spirocid-Kuren begnügen und später jährlich 1—2mal 4—6 Wochen lang Jod geben, während man die Patienten klinisch gut überwacht. Solche spätlatenten Syphilitiker soll man mit der positiven WaR. nicht ängstigen, sondern von vornherein darüber aufklären und beruhigen, da ja trotzdem ein harmloser Verlauf der Syphilis über drei und mehr Jahrzehnte möglich und nicht selten ist. Je weiter die Infektion zurückliegt, um so weniger sind gewaltsame Kuren notwendig, und beim Fehlen aller klinischen

Symptome (Nerven, innere Organe, Gefäße usw.) genügt oft Wismut- und Jodbehandlung. Diesen Kranken die Wahrheit über den Ausfall der WaR. zu verschweigen, ist nicht unbedenklich, da sie solide leben und sich regelmäßig überwachen lassen müssen, und ihr Vertrauen verloren geht, wenn sie evtl. anderswo den positiven Befund doch erfahren. Örtlich werden bei geschlossenen Exanthemen weiße Präzipitatsalbe, Hg-Pflaster, bei ulzerösen essigsaure Tonerde- oder besser Sublimatumschläge, später 10% Kalomel-, 2% Pellidol-, 10% Protargol- oder Arg.-Perusalbe (Rez. 17) angewandt.

Der Standpunkt mancher Ärzte, welche in jedem Fall von frischer und älterer Syphilis 6 kombinierte, nur etwas schwächere Kuren empfehlen, kann nach diesen Ausführungen nicht gebilligt werden, da solcher Schematismus nicht mehr notwendig und veraltet erscheint.

Auch die Vorschrift, bei frischer primärer und sekundärer Syphilis mit 0,15 Neosalvarsan oder Salvarsan-Na zu beginnen und langsam zu steigern (3mal 0,15, 3mal 0,3, dann 0,45 und nicht 0,6), ist weder durch die klinische noch die tierexperimentelle Erfahrung begründet; ihrer Befolgung ist dringend zu widerraten, weil die Spirochäten durch zu kleine Dosen gereizt, nicht gelähmt, obendrein evtl. arsenfest(?) werden, die Infektiosität nicht genügend schnell zurückgeht und die **Frühheilung geradezu verhindert,** Therapieresistenz aber sozusagen gezüchtet wird (Gefahr der Unterbehandlung).

Wie schon die Krankheit selbst stellt das maximale Kursystem an den Organismus große Anforderungen. Daher sind folgende Regeln wohl zu beachten.

Jeder Syphilitische muß eine gesunde Lebensweise mit besonderer Hautpflege (zur Stärkung der Esophylaxie) führen, Alkohol- und Tabakgenuß einschränken, sich mäßig nähren, Körperhaut und Mund gut pflegen, allzu große leibliche und geistige Anstrengung während angreifender Kuren meiden. Schwächende Abmagerungskuren sind zu unterlassen; denn je kräftiger der Organismus ist, je mehr Schutzstoffe der Haut usw. er mobilisiert, um so besser wird er die Spirochätose überwinden und den starken Kuren gewachsen sein. Auch nach und zwischen den Kuren ist ein gesunder Lebenswandel, gute Mund-, Zahn- und Hautpflege anzuraten. Licht- und Sonnenbäder, sowie Schwitzkuren wirken bei vernünftigem Gebrauch günstig. Überernährung, Alkohol- und Tabakabusus sind auch im Spätstadium zu meiden.

Von größter Bedeutung ist eine einfühlende psychische Beeinflussung der Kranken; schon bei der Mitteilung der Diagnose Lues ist eine ernsthafte Aussprache, die sowohl die Bedeutung und Ansteckungsfähigkeit als insbesondere die gute Heilbarkeit betont, notwendig. Dabei sind Leichtsinnige zu warnen, Deprimierte zu beruhigen und aufzurichten (Selbstmordgefahr). Später ist vor allem die Furcht vor etwaiger hartnäckiger WaR. zu zerstreuen. Auf die Strafbarkeit der Übertragung (Gefährdungsparagraph) ist nachdrücklichst hinzuweisen, und Überreichung eines Merkblattes ist gesetzliche Pflicht. Am schwierigsten ist es, Ehefrauen syphilitischer Männer zur durchaus notwendigen Behandlung in schonender Form zu bringen; diese muß aber mit Rücksicht auf weitere Ansteckungsmöglichkeit und die Nachkommenschaft taktvoll erwirkt und durchgeführt werden.

Nerven- und Gefäßsyphilis

Unter dem Bilde der **Neurolues praecox** treten mitunter schon bald nach, mit oder kurz vor der Roseola Lähmungen des Nervus facialis, acusticus, oculomotorius, Stauungspapille usw. als Zeichen einer Meningitis basilaris, selten auch Fourniersche frühzeitige syphilitische Epilepsie vom Jacksonschen Typus auf. Als **Neurorezidive** bezeichnet man Lähmungen von Hirnnerven usw., die durch unvermittelte oder unzureichende Salvarsan-Dosen gewissermaßen provoziert werden, aber bei weiterer sachgemäßer spezifischer Behandlung wieder zurückgehen. **Lues cerebrospinalis** ist häufiger und tritt früher oder später als meningitische (Meningencephalitis bzw. -myelitis syph.), gummöse oder vaskuläre Formen auf. Die Meningitis, die granulomartige spirochätenreiche Infiltrate der Hirn- und Rückenmarkshäute macht, hat ihren Sitz mit Vorliebe an der Hirnbasis, wodurch Nervenlähmungen (Augennerven, Fazialis, Akustikus usw.) entstehen. Gummiknoten können schon verhältnismäßig früh als solitäre oder multiple Tumoren Ausfallserscheinungen bewirken. Über die vaskuläre Form s. unten. Die spinale Lues kann Hemi- oder Paraplegien, spastische Spinalparalyse, Parästhesien, radikuläre Schmerzen usw. hervorrufen. Eine seltene Form ist die spezifische hypertrophische Pachymeningitis cervicalis (Nackenschmerzen, atrophische Lähmung im Ulnaris- und Medianusgebiet [Predigerhand], später spastische Parese der Beine).

Die **Metalues** des Nervensystems ist seltener geworden. **Tabes,** Rückenmarksschwindsucht, beginnt mit lanzinierenden Schmerzen, Schwinden der Patellarreflexe und reflektorischer Lichtstarre der oft engen Pupillen (Argyll-Robertson). Dazu gesellen sich Gürtelgefühl, Fehlen der Achillesreflexe, Romberg, Ataxie, zonenartige Hyp- oder Anästhesie, Blasen- und Mastdarmstörungen, gastrische und andere Krisen, Abnahme des Muskeltonus usw. Schwere, mitunter schon früh auftretende Folgen sind Sehnervenatrophie mit Ausgang in Erblindung, Arthropathien, Spontanfrakturen, endlich Marasmus und Cystopyelitis. — Rudimentäre und stationäre bzw. sehr langsam fortschreitende Tabesfälle (lediglich Pupillenstarre und Westphalsches Phänomen) nehmen auch therapeutisch eine besondere Stellung ein.

Dementia paralytica, Paralysis syphilitica, Hirnerweichung, stellt sich oft schon früher als Tabes ein (nach 7—10 Jahren). Gedächtnisschwäche, Änderung der Persönlichkeit, Mangel an Sorgfalt, unmoralisches Verhalten, Abnahme der intellektuellen Fähigkeiten, Sprachstörung (Silbenstolpern), Pupillenstarre, gesteigerte oder aufgehobene Reflexe, paralytische Anfälle, Sinnestäuschungen, Wahnvorstellungen, neurasthenische Symptome, Muskelzuckungen um den Mund zu Beginn, später Demenz und Verblödung sind wichtige Zeichen.

Gefäßsyphilis, Vasculitis syphilitica. Spezifische Gefäßerkrankungen kommen schon in der Frühperiode als strangförmige Phlebitis der Saphena magna oder parva, seltener anderer oberflächlicher Venen, z. B.

an den Armen usw., vor. Als akute oder subakute nodöse Syphilide benannte tiefe Knoten an den Unterschenkeln (Erythema nodosumähnlich) beruhen ebenfalls auf spezifischer Phlebitis. In späteren Perioden finden sich neben gummösen Phlebitiden auch chronische Arterienerkrankungen, so die Heubnersche Endarteriitis obliterans der Gefäße an der Hirnbasis, Fossa Sylvii usw., die durch dumpfe Kopfschmerzen, leichte Lähmungen, Augenhintergrundveränderungen und undeutlichen Liquorbefund gekennzeichnet ist. Häufiger ist das **Aneurysma**, das besonders als Folge der Mesaortitis luica in der Spätzeit auftritt; Blutdruckerhöhung, klingender 2. Aortenton und vor allem Verbreiterung der Aorta im Röntgenbild (seltener auch perkutorisch) finden sich dabei.

Differentialdiagnostisch ist außer dem Röntgenbild Beachtung der Reflexe (Pupillen, Patellae usw.) neben dem Blut- und Nervenwasserbefund von größter Bedeutung.

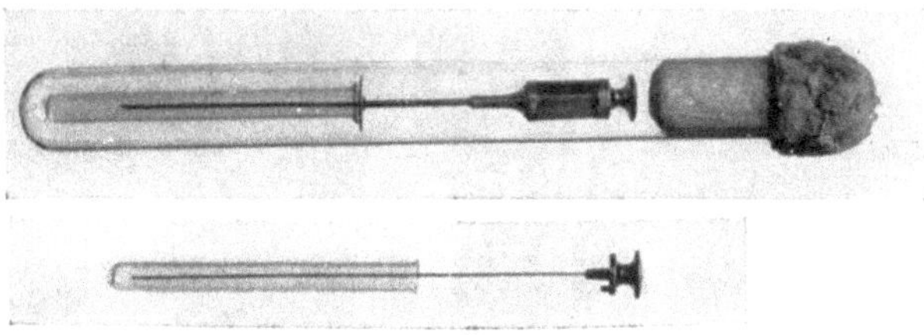

Abb. 21. Bonner Nadel zum Subokzipitalstich in sterilem Glasrohr; Mandrin in kleinem Röhrchen.

Liquoruntersuchung. Hierzu dienen der Lendenstich, Lumbalpunktion, oder der ambulant ausführbare Nackenstich, Zisternenpunktion. Ersterer wird entweder beim liegenden Kranken (Seitenlage mit stark gekrümmtem Rücken [Kniee an die Brust angezogen]) oder im Sitzen ausgeführt. Der Einstich erfolgt zwischen 3. und 4. Lendenwirbel; den 4. Lendenwirbeldorn findet man, wenn man beide Darmbeinkämme durch eine horizontale Linie verbindet und die Mittellinie ebenfalls durch Jodanstrich markiert. Nun sticht man mit einer dünnen wohlgeprüften, einen Mandrin führenden Nadel (etwa 12 cm lang) genau in der Mittellinie in der Richtung etwas nach oben zwischen den Wirbeln tastend ein, entfernt den Mandrin, geht behutsam in den Lumbalsack und läßt langsam Liquor abtropfen (etwa 5—8 ccm). Leider folgt nicht selten Meningismus (Kopfschmerz, Schwindel, Übelkeit), der auch durch dünne (Dattners Doppel-) Nadel und Bettruhe (24—48 Stunden) bei erhöhtem Fußende nicht sicher verhütet werden kann.

Die **Zisternenpunktion** wird am genau horizontal gelagerten Patienten in rechter Seitenlage ausgeführt (Kopfstütze unter dem r. Ohr). Vorher wird im Sitzen der Dornfortsatz des Epistropheus gut abgetastet, ebenso Hinterhauptsprotuberanz und 7. Halswirbeldorn; bei Bewegungen fühlt man auch die Grube zwischen Epistropheusdorn und Hinterhaupt. Alle diese Punkte werden mit Jodstrich markiert, um die Medianlinie gut einzuhalten. Bei völlig horizontaler Lage wird je nach Fall eine 6,5—8 cm lange Nadel (Bonner Nadel mit Mandrin, vorher gut geprüft und sterilisiert, s. Abb. 21 u. 22) etwa 1 cm dicht oberhalb des Epistropheusdorns in der Richtung gegen die Augenbrauenhöhe eingestochen, der Mandrin entfernt und nun entweder am Okziput entlanggleitend (indirekte Methode) oder dicht unter ihm (direkter Einstich) bei genauester Einhaltung der Medianebene, die meist durch mehr oder weniger Widerstand tastbare Membrana atlanto-occipitalis durchbohrt und dann vorsichtig auf Abtropfen von Liquor geachtet, wobei Verstopfung durch Eingehen mit dem Mandrin (evtl. mehrfach) ausgeschlossen werden muß. Wenige Bluttropfen zu Beginn stören nicht, da meist bald klarer Liquor im 2. oder 3. Glas gewonnen werden kann; bei stärkerer Blutung ist die Punktion abzubrechen (Ruhe, Gefahr der Blutung in die Hirnhöhlen). Nur gut

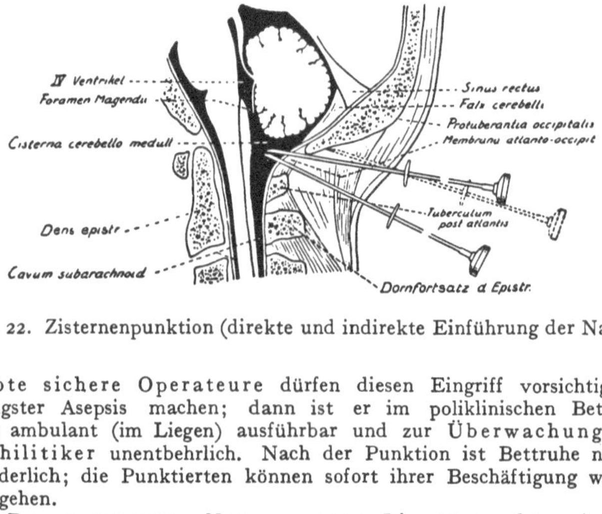

Abb. 22. Zisternenpunktion (direkte und indirekte Einführung der Nadel).

geübte sichere Operateure dürfen diesen Eingriff vorsichtig bei strengster Asepsis machen; dann ist er im poliklinischen Betriebe auch ambulant (im Liegen) ausführbar und zur Überwachung der Syphilitiker unentbehrlich. Nach der Punktion ist Bettruhe nicht erforderlich; die Punktierten können sofort ihrer Beschäftigung wieder nachgehen.

Das so gewonnene Nervenwasser, Liquor cerebrospinalis, wird auf Zellgehalt, Eiweiß-, Wassermannsche und Kolloidreaktionen untersucht. Die Zellzählung geschieht in der Fuchs-Rosenthalschen Kammer an dem mit Farblösung (Methylviolett 0,1, Acid. acet. glac. 3,0, Aq. dest. 50,0) versetzten Liquor (Farblösung wird mit beigegebener Pipette bis Marke 1, Liquor bis Marke 11 aufgesogen, dann gut geschüttelt); bis zu $^{10}/_{3}$ Zellen in 1 cmm gelten als normal, bis $^{15-20}/_{3}$ als geringe, bis $^{50}/_{3}$ als mäßige Pleozytose; starke Vermehrung bis $^{800}/_{3}$ und mehr Zellen kommt vor. Eiweiß- (Globulin-) Vermehrung wird gewöhnlich durch die Nonne-Apeltsche Reaktion (in kleinem Reagenzglas werden 2 ccm heiß gesättigter Ammoniumsulfatlösung mit 0,1—0,5 ccm Liquor überschichtet, und nun wird auf Ringbildung bzw. stärkere Trübung innerhalb 3' geachtet) und die Pandysche Reaktion festgestellt [1 Tropfen Liquor wird in eine in schmalem Reagenzglas befindliche Karbollösung (Acid. carb. cryst. 10,0, Aq. dest. ad 150,0) fallen gelassen und auf Opaleszenz bzw. stärkere Trübung geachtet]; Ablesung erfolgt bei diesen Reaktionen gegen schwarzen Hintergrund. Die Wassermannsche Reaktion muß im Liquor stets nach Hauptmann mit genügenden Liquormengen (0,2—1,0) ausgewertet werden (je nach zur Verfügung stehender Menge: 0,2—0,4—0,6—0,8—1,0 oder 0,2—0,5—1,0). Als Kolloidreaktionen werden die Goldsol- und Normomastixreaktion am meisten angewandt (Methode, modifiziert von Kafka); die

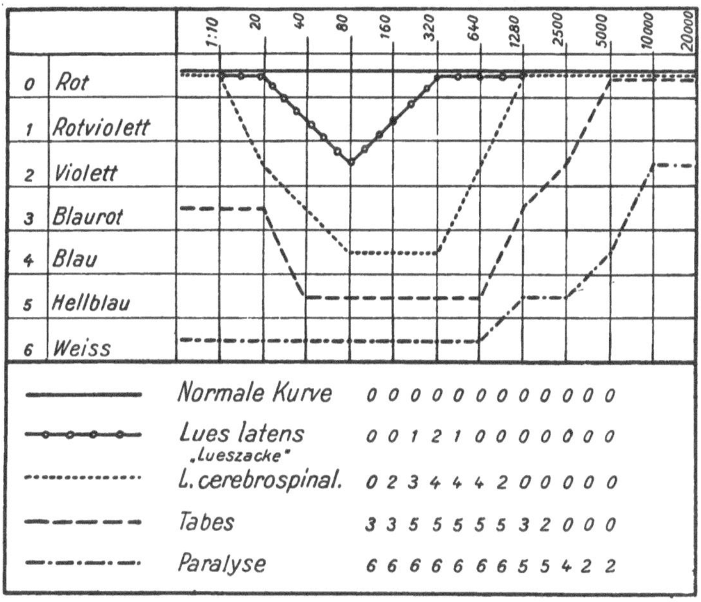

Abb. 23. Liquorkurven (Goldsolreaktion). (Sogenannte Lueszacke, Tabes- usw. Kurve).

hierbei (durch immer weitere Verdünnung des Liquors mit dem Reagens) entstehenden Kurven werden als Lueszacke (nur wenige Gläser verfärbt), Meningitis- bzw. Tabeskurve (mehr Gläser verändert) und Paralysekurve (starke Verfärbung vom ersten Glase an) bezeichnet. Durch diese fünf Reaktionen (2 Eiweiß-, 2 Kolloidreaktionen und die WaR. mit Auswertung von 0,2—1,0) und Zellzählung erhält man einen tiefen Einblick in die Beschaffenheit des Liquors, der diagnostisch und therapeutisch ungemein wichtig ist, besonders wenn die serologische Prüfung, wie nicht selten, versagt. Nicht nur für die Erkennung der Neurolues, sondern auch zur Feststellung der Heilung ist die Liquoruntersuchung 1—2 Jahre nach Abschluß der Frühbehandlung unentbehrlich. Kurven der Goldsol-Reaktion s. Abb. 23.

Neben den genannten sind auch andere Reaktionen (Kahn, Meinicke, Bestimmung des Gesamteiweißes usw.) gebräuchlich.

Bei **Syphilis des Zentralnervensystems** (auch bei **Neurorezidiven**) werden Jod, Wismut (oder Quecksilber) und Salvarsan nebeneinander gegeben, letzteres in vorsichtig ansteigenden Dosen (erste 0,15), zumal bei Optikuserkrankungen. Wenn es sich nur um die Beseitigung gewisser Symptome handelt, genügen mitunter schon Jodwismutkuren, die heute den früher beliebten und auch wirksamen Jod-Hg-(Inunktions-) Kuren vorgezogen werden. Zur genaueren Indikationsstellung ist die **Liquoruntersuchung** neben sorgsamstem klinischem Befund unentbehrlich. Wo erhebliche Liquorveränderungen vorhanden sind, kommt die **Malariafieberbehandlung** mit nachfolgender Bi-Salvarsan-Therapie in Betracht, die selbst bei ausgesprochener Paralyse und Tabes noch erfolgreich sein kann; einfache Mesaortitis syph. ist keine Kontraindikation. Bei Tabes wird man mit Rücksicht auf die Möglichkeit der Provokation (Steigerung von Schmerzen usw.) die Menge des Neosalvarsan, Salvarsan-Na oder Solu-Salvarsan vorsichtig wählen und 0,3—0,45 gewöhnlich nicht übersteigen; neben Jod-Bi-Salvarsan-Kuren sind auch Jod-Salvarsan- oder Jod-Wismutkuren anzuraten. Paralyse wird durch solche Kuren nicht genügend beeinflußt; selbst große Dosen von Salv.-Na, Neosalvarsan oder Neosilbersalvarsan (8—12 g Gesamtdose und mehr bei großen Einzeldosen [2 mal wöchentlich]) haben nur selten einen gewissen Erfolg; auch Wismutzugabe verbessert diesen nicht merklich. Erst die Malariafieberbehandlung hat hier Wandel geschaffen. Ist also die Salvarsan-Wismut- (oder Hg-) Behandlung (evtl. mit Jod) bei Lues cerebrospinalis meist wirksam und oft ausreichend, und vermag sie bei Tabes eine gewisse Besserung oder einen Stillstand zu erzielen, so bleibt sie bei Paralyse doch gewöhnlich erfolglos und erzeugt nur bei Verwendung großer Salvarsan-Mengen (Sättigung nach Schreus, s. diese) mitunter eine längere Remission.

Die endolumbale Neosalvarsan-Behandlung, die bei frühzeitiger Meningosyphilis, Paralyse und Tabes nichts Befriedigendes leistet, ist seit Einführung der Fieberkuren aufgegeben worden.

Fiebertherapie. Die von Wagner-Jauregg im Anschluß an Versuche mit Tuberkulin, Bakterienvakzine usw. eingeführte Impfmalariabehandlung mit einem bewährten, oft von Mensch zu Mensch übertragenen Tertiana-, seltener Quartanastamm, der alle 2 bzw. 3 Tage zu einem hohen Fieberanfall (40—41^{0} und mehr) führt, hat sich trotz des schweren Eingriffs, den sie bedeutet, bald durchgesetzt, weil sie bei Paralyse bis dahin als unmöglich angesehene Erfolge nicht selten erzielt und die Lehre von der „Unheilbarkeit der spirochätogenen Paralyse" gewandelt hat. Bei liquorkranken Frühsyphilitischen ist sie nicht erforderlich, hier genügt die maximale Bi-Salv.-Behandlung fast stets. Wohl aber ist sie bei zerebrospinaler Spätlues, Tabes und Paralyse indiziert und besonders wirkungsvoll, wenn ihr eine oder besser mehrere Salv.-Bi-Kuren folgen (Bonner Kursystem). Bei frischerer Neurolues ist sie nur dann empfehlenswert, wenn die Chemotherapie versagt und sero- bzw. liquor-resistente Erkrankungen (auch Neurorezidive) vorliegen. Die Wirkung beruht nicht nur auf den hohen Temperaturanstiegen, sondern auch auf der Mobilisierung aller verfügbaren Abwehrkräfte des Organismus, die durch sie geweckt und erheblich gesteigert werden, und Aufschließung wenig zugänglicher Spirochätenherde, so daß dann die wirksamen Chemotherapeutika sie erreichen können. Deshalb ist die starke Nachbehandlung mit Salvarsan-Bi-Kuren wesentlich, während Vorbehandlung mit einzelnen Injektionen (2 Bi, 2 Sa) nicht anzuraten ist. Die Übertragung geschieht von Mensch zu Mensch durch 5 ccm Blut, das in der zweiten Hälfte des fieberfreien Intervalls (also vor einem neuen Anfall) am besten mitten in oder gegen Ende der Kur aus der Armvene entnommen und sofort intravenös überspritzt wird, wobei neuerdings auf Beachtung der Blutgruppe Wert gelegt wird. Die Inkubation dauert dann bei einem bewährten Tertianastamm nur einige Tage; bei Verzögerung kann durch Aolan (3—5 ccm intramuskulär) der Fieberanfall oft geweckt werden. Dann läßt man 8—10, selbst 11—12 hohe Fieberanfälle ablaufen; hierbei ist das Herz wohl zu überwachen und durch Verodigen (täglich 1 Tablette) zu unterstützen. Auf starke Schweiße, gute Hautpflege und nahrhafte Kost ist Wert zu legen. Die Milzschwellung ist genau zu beachten, und wo sie erheblich ist, Bettruhe streng zu halten (Gefahr der Milzruptur). Bei bedrohlichen Erscheinungen (Kollaps, Herzschwäche, sehr heftigem Erbrechen, Hyperpyrexie) helfen kleine Chiningaben (0,1—0,2 Chin. hydrochl.), ohne weitere Anfälle zu verhindern. Zur Abdrosselung der Malaria empfehlen manche 8% sterile Lösung von Chin. bisulfuric. (10 ccm intravenös je 2mal an 2 Tagen) oder Solvochin, wovon am ersten Tag je 2 ccm intraglutäal 3mal mit fünfstündigem Intervall gegeben und nach der am folgenden Tag verabfolgten ersten Bi- und Salvarsan-Injektion am dritten Tag nochmals wiederholt werden (3mal 2 ccm). Einfacher ist innere Darreichung von Chinin. hydrochlor. (7 Tage je 5mal 0,2 g) oder Plasmochin (6 Tage je 3mal 0,02 g) mit Wiederholung nach etwa 4tägiger Pause zur sicheren Kupierung. Maximale Stärke der Bi-Sa-Kur erscheint wesentlich, auch ein- bis zweimalige Wiederholung dieser Kur nach kurzer Pause (6—8 Wochen) ist als für den Dauererfolg nützlich öfters anzuraten.

Statt der Neosalvarsan-Nachbehandlung werden neuerdings auch 5wertige Arsenpräparate, wie Tryparsamid, Azetylarsan, Solvarsin usw. geraten, die zwar weniger auf die Spirochäten, mehr aber auf die Nervenerkrankung wirken sollen (Dattner). Freilich ist bei diesen Verbindungen die Gefahr der Sehnervenschädigung zu beachten. Auch Nachbehandlung mit Spirocid wurde versucht.

Durch die kombinierte Malaria-Salvarsan-Wismutbehandlung werden bei nicht zu vorgeschrittener Neurolues,

Tabes und Paralyse sehr gute Besserungen und bei letzterer lange Remissionen mit z. T. weitgehender Arbeitsfähigkeit erzielt, auch wenn die völlige „Sanierung des Liquors und Blutes" nicht immer gelingt. Die Erfolge sind trotz zurückbleibender Defekte in der Hirnsubstanz ausgezeichnete.

Wichtig ist die sorgfältige Auswahl der Fälle; Gegenindikationen stellen Herzmuskelschwäche, Coronarerkrankungen, große Aneurysmen, Nephritis, Tuberkulose dar. Übertragung der Impfmalaria auf andere durch Anophelen ist dabei in unserem Klima nie beobachtet worden.

Statt Malaria hat man auch Recurrens mit Erfolg angewandt; Rattenbißkrankheit dürfte nicht empfehlenswert sein. Einspritzungen von **Pyrifer**, das gute Fieberanfälle (39,5—40,5°) erzeugt, werden zum Ersatz der Malaria empfohlen und in steigenden Dosen von 50—100—200—500 Einheiten erfolgreich durchgeführt. Auch elektrische Durchwärmung des Hirns ist versucht worden, indes nicht bewährt.

Lues congenita, angeborene Syphilis

Die der Syphilis in hohem Grade eigene Übertragbarkeit auf die Nachkommenschaft wurde früher fälschlich als „hereditäre" und „germinative" Erkrankung aufgefaßt, die nicht nur „oogenen", sondern auch „spermatogenen" Ursprungs sein könnte. Die Lehre von der „rein paternen Infektion" des Fetus ist falsch und heute fast allgemein aufgegeben; ebenso die Doktrin vom „Choc en retour", der Rückansteckung der Mutter vom ex patre allein kranken Fetus. Der Satz „ohne kranke Mutter kein syphilitisches Kind" (Matzenauer) ist berechtigt und dahin zu erweitern, daß vor dem 5. Graviditätsmonat die Frucht gesund und frei von Sp. p. bleibt (Hoffmann). Erst etwa vom 5. Monat ab, meist aber später, zeigt sich die fetale Erkrankung in Tot- bzw. Frühgeburten von mit Sp. p. durchsetzten mazerierten oder schwerkranken Früchten (Lues fetalis bzw. innata), oder die rechtzeitig Geborenen weisen stärkere oder geringere Symptome an inneren Organen, Haut, Knochen usw. auf (L. connatalis). Endlich können infolge von Übertragung kurz vor oder während der Geburt (Plazentazerreißung) Erscheinungen erst nach wenigen bis mehreren Wochen in schwächerer Form zum Vorschein kommen (L. postnatalis) oder ganz ausbleiben (L. asymptomatica), während nur wenige Kinder der Infektion entgehen. Infolge der starken Wirkung der neuen Heilmittel überwiegt neuerdings die symptomarme oder symptomlose L. cong. gegenüber den schweren Erkrankungen, die, früher weit häufiger, nun bei einem Rückgang der angeborenen Syphilis auf ein Zehntel fast völlig verschwunden sind.

Eine Schädigung (Depravation) des Keimplasmas bzw. Blastophthorie durch syphilitische Toxine, wie sie als „Hérédodystrophie avirulente" angenommen wurde und z. T. noch wird, ist unbewiesen. Das Erbgut bleibt intakt, und Kinder von nicht mehr ansteckungsfähigen Spätsyphilitikern, z. B. Paralytikern, werden gesund und kräftig und nur durch neben der Lues vorhandene familiäre Anlagen belastet. Jede auf Syphilis beruhende Dystrophie (s. Stigmata weiter unten) ist durch diaplazentaren Spirochätenübergang zu erklären. Wohl aber ist ein Wandel im Krankheitsbild der Lues auf erbliche Beeinflussung der Disposition entsprechend den Abrin- bzw. Ricinversuchen, die hereditär übertragbare Sensibilisierung ergaben (R. Otto, A. Blum), zurückzuführen.

Frühaborte sind nicht charakteristisch für Lues, wohl aber Fehlgeburten meist erst vom 6.—7. Monat an; die fetale Erkrankung erfolgt also erst in der 2. Hälfte der Schwangerschaft. Ein Primärkomplex, ähnlich dem bei erworbener Lues, leitet die Erkrankung allmählich über die mütterliche, dann fetale Plazenta und Nabelschnur ein. Diese zeigen öfters mehr oder weniger deutliche Veränderungen (derbe schwere Plazenta, Gewicht groß gegenüber dem Fetus, z. B. 1 : 1—3 statt 1 : 5—6 [Plazentaquotient], Endo-, Meso- und Periphlebitis der Vena umbilicalis, Sp. p. +); Einbruch in die Blutbahn ist aber schon früh möglich. Erste Ansiedlung der Sp. p. erfolgt über die Lebergefäße in der Epiphysengrenzzone der langen Röhrenknochen (Tibien usw.); dann vermehren sich die Sp. p. oft im anergischen, zur Abwehr und Reaktion noch ungeeigneten, fetalen Organismus und besonders in abgestorbenen mazerierten Feten bis zum völligen Durchwachsen aller Organe (Leber, Milz, Nebennieren usw.) mit dichtesten Sp.-Massen. In anderen Fällen, wo eine gewisse Reaktivität schon aufkommt, entsteht langsam Infiltratbildung an der Ossifikationsgrenze und erzeugt die Wegnersche Erkrankung, Osteochondritis syphilitica; später kommt auch spezifische Periostitis hinzu. Erstere kann zu Spontanfrakturen bzw. Epiphysenlösung (sog. Parrotscher Lähmung bzw. Pseudoparalyse, z. B. eines Armes) führen.

Schwere Formen überwiegen bei frischer, noch stark ansteckungsgefährlicher Lues der Mütter; Abschwächung ist mit dem Alter der Infektion die Regel, von der es aber Ausnahmen gibt. Die Lues connatalis zeigt besonders bei frühgeborenen Kindern mehr schwere Krankheitsformen wie viszerale Erkrankung (Leber-, Milzschwellung usw.), Atrophie, Blässe, greisenhaftes Aussehen, pemphigoides Syphilid bzw. blasige Papeln der Palmae, Plantae usw., diffuse Infiltrate im Gesicht, besonders um den Mund, an Händen, Füßen usw.; sonst schmutzige makulopapulöse Exantheme. Die postnatale Syphilis ist durch geringfügigere makulöse bzw. papulöse gemischte Ausschläge, Milz- und Lymphknotenschwellung (Cervicales, Axillares usw.), Coryza, seltener Plaques, Blässe und Zurückbleiben im Ernährungszustand charakterisiert; oft fehlen sichere Zeichen oder sie sind nur unbedeutend (Lymphdrüsenschwellung). Knochenerkrankungen (Röntgenbild) sind ebenso wie Sp. p.-Gehalt der Schleimhäute (Nase, Tonsille, Konjunktiven) diagnostisch wichtig, selbst bei sonst symptomloser Lues. Abnorme Schädelform (Caput natiforme, Olympierstirn mit sagittaler Vertiefung und seitlicher Höckerbildung), Rhagaden bzw. Narben um den Mund und derbe Lymphknoten (Cubitales) gelten manchen als „Frühtrias“ (Hochsinger).

Rückfälle kommen im ersten, seltener auch den folgenden Jahren vor und betreffen meist Haut- und Schleimhäute, mitunter auch innere Organe. Gummöse und Spätfolgen sind ähnlich denen bei der Lues Erwachsener; schwere lupoide Formen erinnern an Tuberkulose. Eine „kondylomatöse Rezidivperiode“ mit breiten Papeln am Anus, der Vulva usw., die meist leicht verläuft, ist stets auf L. acquisita infantum verdächtig, zumal bei gutgenährten Kleinkindern (dabei oft unbemerkter Primäraffekt der Tonsille).

Die tardive angeborene Syphilis, Lues congenita tarda, ist durch geringe oder fehlende Symptome in der Säuglingszeit, spät erst durch bestimmte Stigmata erkennbar. Einige werden als Hutchinsonsche Trias (Birnform der oberen mittleren Incisivi mit Exkavation der Kante, Keratitis, Schwerhörigkeit) zusammengefaßt; daneben sind andere Zahnveränderungen (Schraubenzieherform [Hutchinson], kragenförmige Spitzenatrophie des ersten Molaren [Fournier], Knospenzahn [Moon], s. Abb. 24, a—c), ferner Kniegelenksverdickung, säbelförmige Verbiegung der Tibien über die vordere Kante (Periostitis ossificans), Sattelnase, hirschgeweih- oder wurzelartige Narben um den Mund, seltener anderswo (Gesäß usw. vorhanden.) Juvenile Tabes, Paralyse

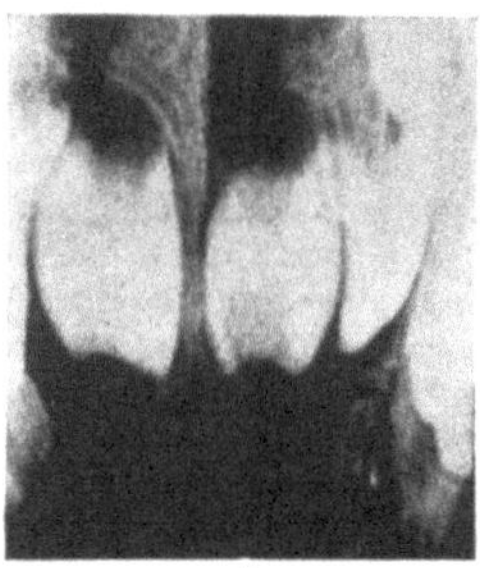

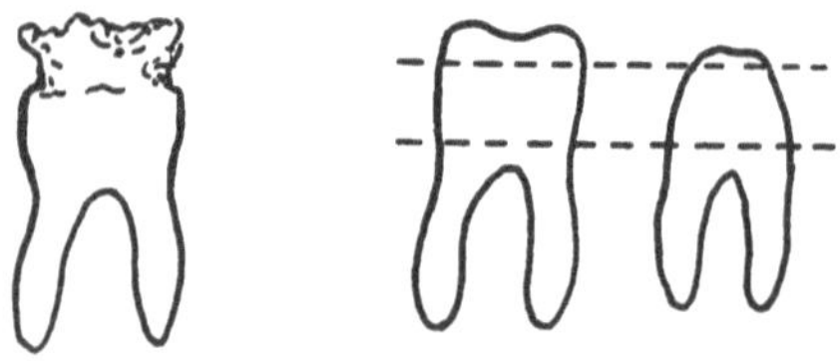

a) b) c)

Abb. 24. Zahnformen bei Lues congenita. a) Hutchinsonscher Zahn (Röntgenbild) bei 5jähr. Knaben. b) Fournierscher Zahn (6 Jahr-Molar). c) Moonscher Knospenzahn (r.) neben normalem 1. Molaris (l.).

und Aortitis kommen als Spätformen schon im Kindesalter (von 8—15 Jahren) vor.

Bei der **geburtshilflichen Frühdiagnose**, die durch serologische Prüfung des mütterlichen und Retroplazentablutes neben genauester klinischer Untersuchung ergänzt wird, ist das geduldige Suchen nach Sp. p. im Dunkelfeld in mehreren Schabepräparaten der Nabelvene, Nasen-, Tonsillen- und Konjunktivalschleimhaut ungemein wichtig; andere Spirochätenformen fehlen auch im Munde noch bis etwa zum 9. Monat. Die Seroreaktionen sind im Wochenbett meist sicher genug; bei Neugeborenen sind sie oft negativ und treten erst im Laufe von Wochen auf. Deshalb ist der Sp. p.-Befund anzustreben. Verwertbare Liquorveränderungen sind so frühzeitig noch nicht vorhanden.

Die angeborene Syphilis ist eine vermeidbare Krankheit geworden und durch systematische genügend starke **pränatale Salvarsan-Bi-Behandlung** so weitgehend sicher zu verhüten, daß fast regelmäßig die **Geburt eines gesunden Kindes** erzielt werden kann; das ist ein großer, **dem Salvarsan zu verdankender Fortschritt.** Schwangere vertragen Neosalvarsan und Salvarsan-Na neben Bismogenol

(Casbis, Neo-Olesal, Hg-Schmierkur) gewöhnlich gut, sind aber mitunter empfindlicher. Über die Wochendose von 0,9 g (2 mal 0,45) wird man gewöhnlich nicht hinausgehen; wo die Verträglichkeit ausnahmsweise geringer ist, sucht man mit 2 mal 0,3 = 0,6 g Wochengabe oder 2 mal 0,35—0,4 g = 0,7—0,8 g pro Woche auszukommen. Das maximale für die Frühheilung erprobte Kurmaß muß als Regel gelten; also sind bei Lues II drei kombinierte Kuren als Mindestmaß erforderlich. Wenn Frauen, wie so häufig, erst etwa im 5. Monat oder später als syphilitisch erkannt werden, genügen fast stets zwei, durch höchstens 4 wöchige Pause getrennte kombinierte Kuren zu je 10—12 Sa- und Bi-Injektionen (2 mal pro Woche), um noch ein gesundes Kind zu erzielen, falls bis zur Geburt behandelt wird. Grundsätzlich ist bei Mutter und Kind durch Fortsetzung der Behandlung post partum das volle Kurmaß anzustreben, und die durch die Geburt etwa bedingte Unterbrechung möglichst kurz zu gestalten. Behandlung vor und in der ersten Hälfte der Gravidität, die von vielen gefordert wird, ist weniger wichtig und nur erfolgreich, wenn sie bis zum Partus fortgesetzt wird. Die Einleitung eines künstlichen Aborts ist bei solchen Frauen nicht angezeigt.

Ferner ist für die Verhütung der Lues innata außer der Anwendung von Schutzmitteln (Fischblase, Dublosan usw.) bei Männern zur Vermeidung der Einschleppung der Syphilis in die Ehe (familiäre Lues) die antikonzeptionelle Prophylaxe von Wichtigkeit, die in der bewußten Verhinderung der Empfängnis syphilitischer Frauen, bis sie einigermaßen stark behandelt sind, und in der präventiven Behandlung stark gefährdeter Ehefrauen oder Partnerinnen (s. oben) besteht; wird doch hierdurch dem ganzen Elend der Familien- und angeborenen Syphilis in wirksamster Weise vorgebeugt. Nie darf sich die Behandlung mit Erzielung eines gesunden Kindes begnügen, sondern muß durch Erreichung des maximalen Kurmaßes die **völlige Heilung** anstreben; dann ist in späteren Graviditäten ein gesundes Kind auch ohne erneute Kuren, die Geburtshelfer noch oft anraten, zu erwarten.

Wo pränatal nicht oder nicht ausreichend vorgebeugt wurde, ist die **postnatale Behandlung** der latent oder manifest syphilitischen Neugeborenen und Säuglinge sofort einzuleiten, wobei die präventive Behandlung stark gefährdeter und die maximale Frühbehandlung als krank erwiesener Kinder zu unterscheiden ist. Die Präventivtherapie ist nicht nur als Weiterbehandlung von mehr oder weniger stark pränatal anbehandelten Kindern gerechtfertigt, sondern auch grundsätzlich dann geboten, wenn die Kinder von noch in der infektiösen Periode stehenden Müttern stammen.

Hier eine Ausnahme von der Regel „keine Behandlung ohne sichere Diagnose" zu machen, ist für den weiterblickenden Arzt geboten, da die Früherkennung der Lues connatalis oft schwierig, ja trotz Spirochäten-, Röntgen- und serologischer Untersuchung mitunter unmöglich, die gebotene Beobachtungszeit von 3—6 Monaten schwer erfüllbar, und bei späterem Einsetzen auch der maximalen Therapie die volle Heilung weit unsicherer oder gar unerreichbar ist. Dagegen genügen wenige sofort nach der Geburt eingeleitete maximale kombinierte Kuren gewöhnlich, um bei dauernder Seronegativität Ausheilung zu erzielen. Zudem müssen die Mütter nach dem Partus weiter oder von neuem behandelt werden, und die Mitbehandlung der Neugeborenen ist dabei leicht durchzuführen. Später sind solche Kleinkinder sehr schwer wieder heranzuholen und können, da sie in etwa 90% krank werden, auch durch Weiterverbreitung der Syphilis Schaden anrichten. Endlich wird von anscheinend gesunden bzw. symptomlos syphilitischen Säuglingen die Sa-Bi-Kur gewöhnlich gut vertragen, die in gleicher Weise wie bei kranken Neugeborenen durchgeführt wird.

Die Frühbehandlung kranker Neugeborener und Säuglinge ist nach sicherer Feststellung der Diagnose sofort zu beginnen. Hierfür kommen mehrere durch kurze Pause (5 Wochen) getrennte kombinierte Salvarsan-Wismut-Kuren von möglichster Intensität (s. Abb. 25) oder energische Spirocid-Behandlung in Betracht; Quecksilber ist dadurch meist entbehrlich geworden.

Entscheidend für den Erfolg ist die richtige Dosierung. Säuglinge und Kleinkinder vertragen Neosalvarsan in höherer Dosis als Erwachsene, für die 0,01 g pro kg schon viel ist. Nach vorsichtigen ersten Gaben kann 0,015 g pro kg bei 2 mal wöchentlicher intravenöser oder intraglutäaler Anwendung als gut verträgliche Dosis gelten; selbst 0,02—0,03 g pro kg (!) wurden empfohlen, sind aber nicht nötig. Auch Bismogenol wird in einer Menge von 0,002—0,003 g met. Bi pro kg 2 mal wöchentlich intraglutäal gut vertragen [0,1 ccm Bismogenol (= 0,006 g met. Bi) als Anfangsdose bei 3 kg schweren Neugeborenen, später 0,15—0,2 ccm und etwas mehr bzw. doppelte Menge des halb so starken Bismogenol für Kinder (0,003 g met. Bi pro ccm)]. Auch bei Säuglingen können beide Injektionen am gleichen Tage 2 mal in der Woche, z. B. Mo. und Do., gemacht werden (10—12 Einspritzungen pro Kur). Die intravenöse Neosalvarsan-Injektion wird am besten bei hängendem Kopf in die Vena jugularis, die intraglutäale von Neos. bzw. Bi. wie beim Erwachsenen in den oberen äußeren Quadranten der Gesäßgegend gemacht. Zweckmäßig löst man die kleinste käufliche Dosis, 0,045, in 1 ccm sterilem destilliertem Wasser und gibt davon je nach Gewicht und Kräftezustand zunächst $^1/_3$, dann behutsam steigend $^2/_3$ und 1 ccm, was bei 3 kg Körpergewicht $^1/_2$, 1 und 1,5 cg Neosalvarsan entspricht. Später wählt man die nächst größere käufliche Dosis von 0,075 und steigt je nach Verträglichkeit und Gewicht vorsichtig,

Woche	Säugling von etwa 3 kg Gewicht		Kleinkind von 8—10 kg Gewicht	
1.	0,015 g Neos. 0,02 g „	0,05 ccm Bism. 0,1 ccm „	0,045 g Neos. 0,075 g „	0,15 ccm Bism. 0,33 ccm „
2.	0,03 g Neos. 0,045 g „	0,1 ccm Bism. 0,1 ccm „	0,1 g Neos. 0,15 g „	0,33 ccm Bism. 0,33 ccm „
3.	0,045(–0,075) g 0,045(–0,075) g	0,1 ccm Bism. 0,1 ccm „	0,15 g Neos. 0,15 g „	0,33 ccm Bism. 0,33 ccm „
4.	0,045(–0,075) g 0,045(–0,075) g	0,1 ccm Bism. 0,1 ccm „	0,15 g Neos. 0,15 g „	0,33 ccm Bism. 0,33 ccm „
5.	0,045(–0,075) g 0,045(–0,075) g	0,1 ccm Bism. 0,1 ccm „	0,15 g Neos. 0,15 g „	0,33 ccm Bism. 0,33 ccm „
Zus.	0,38 (–0,56) g	0,95 ccm Bism.	1,27 g Neos.	3,15 ccm Bism.
Evtl. 6.	0,045(–0,075) g 0,045(–0,075) g	0,1 ccm Bism. 0,1 ccm „	0,15 g Neos. 0,15 g „	0,33 ccm Bism. 0,33 ccm „
Zus.	0,47 (–0,62) g Neosalvarsan	1,15 ccm Bism. = 0,07 g met. Bi	1,57 g Neosalvarsan	3,8 ccm Bism. = 0,23 g met. Bi

Intervall zwischen den Kuren: 4—5 Wochen.

Mit den erhältlichen Neosalvarsan-Dosen zu 0,045, 0,075 und 0,15 g lassen sich alle diese Zwischenmengen bereiten, wenn man den nächsthöheren Ampullengehalt in 1 ccm (oder mehr) Aqua bidest. löst und davon die gewünschte Teilmenge einspritzt.

Abb. 25. Behandlungsschema der Säuglingssyphilis mit Neosalvarsan und Bismogenol.

bis die nächste Dosis von 0,15 g teilweise (0,1) oder ganz bei kräftigen Kindern vertragen wird. Vorsichtige Anwendung ist besonders zu Beginn geboten (Einschleichen), und bei manifest kranken und schwächlichen Kindern wird man besser Spirocid oder 1—2 Bismogenolinjektionen vorausschicken, um Schädigung durch zu starken Spirochätenzerfall zu vermeiden.

Statt des Bismogenols kann man auch heute noch eine Hg-Einreibungskur anwenden, wobei je nach Gewicht $^1/_2$, $^3/_4$ und später 1 g Ung. Köpp. täglich eingerieben werden; daneben gut pudern. Diese Therapie ist mild einschleichend, wirksam und wird auch meist gut vertragen. Intramuskuläre Kalomel- oder Sublimatinjektionen sind ebenso wie Hg-Pillen durch Spirocid verdrängt worden (s. bei Hg).

Von größter Bedeutung ist zweckmäßige Ernährung der oft schwächlichen Säuglinge. Stets ist die **Mutterbrust** in erster Linie zu empfehlen; eine **Amme** — es sei denn eine selbst an noch infektiöser

Syphilis leidende und in Behandlung befindliche — darf nicht genommen werden. Auch anscheinend gesunde Kinder syphilitischer Mütter dürfen die Mutterbrust erhalten, wenn die Mutter eine Bi-Salvarsan-Kur macht, zumal wenn die Kinder, der obigen Regel entsprechend, präventiv mitbehandelt werden.

Der ersten maximalen Kur folgt nach einer Pause von höchstens 5 Wochen sofort die zweite ebenso starke Kur, die dann gewöhnlich gut vertragen wird. Nach wiederum 5 Wochen Intervall wird eine dritte Kur angeschlossen; von da ab entscheidet der klinische, serologische und Liquorbefund bei sorgsamster Beobachtung, ob noch eine weitere Behandlung notwendig ist. Die Mehrzahl der Kinder kommt anscheinend mit 3—4 Kuren aus, falls die letzte, besser die beiden letzten bei negativem serologischen und Liquorbefund durchgeführt wurden.

Man sagt, daß das bequem intraglutäal anwendbare Solu-Salvarsan dasselbe leistet wie Neosalvarsan intravenös; Myo-Salvarsan hat sich als schwächer erwiesen. Bei Kindern, die bei der starken Kur gut gedeihen, kann in resistenten Fällen die Dosis noch etwas erhöht werden; eine Wochendosis von 0,04 g Neosalvarsan pro kg (2 mal 0,02 g) dürfte aber wohl auch in solchen Fällen fast stets genügen. Die serologischen Reaktionen werden bei dieser Behandlung vor oder im Laufe der zweiten Kur häufig negativ. Das gesamte Kursystem (3—4 Kuren) dauert mit den erforderlichen Pausen knapp 7 bis gut 9 Monate.

Neuerdings wird die **Spirocid-Behandlung** mit oder ohne gleichzeitige Bismogenolanwendung, als bequemer und doch wirksam empfohlen.

Kleine Dosen dürften nur symptomatischen Erfolg haben, größere aber eine einfach durchführbare Art maximaler Frühbehandlung darstellen, zumal wenn sie längere Wochen hindurch mit geringen Pausen gegeben werden. Auch hier ist die Verträglichkeit im Einzelfalle

Woche	Säugling bis 5 kg Gewicht	Kleinkind von 10 kg Gewicht
1.	1 mal tägl. 1/4 Tabl. zu 0,25 g	1—3 mal tägl. 1/4 Tabl. zu 0,25 g
2.	2—3 mal „ 1/4 „ „ 0,25 g	1—3 mal „ 1/2 „ „ 0,25 g
3.	1—2 mal „ 1/2 „ „ 0,25 g	1—2 mal „ 1 „ „ 0,25 g
4.	2—3 mal „ 1/2 „ „ 0,25 g	1—2 mal „ 1 „ „ 0,25 g
5.	1—2 mal „ 1 „ „ 0,25 g	2—3 mal „ 1 „ „ 0,25 g
6.	2—3 mal „ 1 „ „ 0,25 g	2—3 mal „ 1 „ „ 0,25 g
7.	2—3 mal „ 1 „ „ 0,25 g	3 mal „ 1 „ „ 0,25 g
8.	3 mal „ 1 „ „ 0,25 g	3—4 mal „ 1 „ „ 0,25 g
Zus.	19—25 g Spirocid	22—34 g Spirocid

Abb. 26. **Spirocid-Behandlung der Säuglingssyphilis.**

sehr zu beachten und bei schwerkranken Säuglingen vorsichtig **einschleichende Dosierung** zur Vermeidung von Zwischenfällen zu wählen, wofür Tabletten zu 0,01 g zur Verfügung stehen. Erfahrene Kinderärzte raten z. T. zu schwächeren Dosen ($^1/_4$—$^1/_2$ Tabl. zu 0,25 g 1 mal tägl.), andere gehen aber bald zu größeren und teilweise recht starken Einzel- und Tagesgaben über (s. Abb. 26).

Lust empfiehlt bei Neugeborenen nur $^1/_4$ Tablette erst 1—2—3 mal täglich (je eine halbe Woche lang), dann 4 mal täglich, 8 Wochen lang (mit eintägiger Pause nach je 3 Tagen), also nur 13,5 g Spirocid in $9^1/_2$ Wochen als erste Kur; E. Müller dagegen steigt in wenigen Tagen von $^1/_2$ auf 1 Tablette täglich und dann schnell auf 2—3, selbst 4 mal täglich eine ganze Tablette, macht aber nach je 10 Tagen eine 4 tägige Pause und kommt so in einer Kur von $12^1/_2$ Wochen auf 40—60 g Spirocid. Auf diese Weise will er in 94 Tagen nicht selten Frühheilung erzielen. Daraus ergibt sich, daß Säuglinge öfters erstaunliche Mengen vertragen; trotzdem ist immer Vorsicht geboten.

Bei Störungen ist Unterbrechung, dann Wiederbeginn mit kleinerer Dosis erforderlich; die Tabletten werden zerkleinert in Milch gegeben. Nach etwa 2 monatiger Kur folgt eine kleine Pause, darauf die zweite starke, etwa 8 wöchige Kur und eine dritte (evtl. auch vierte). Diese Behandlung kann mit Bismogenol- oder Hg-Schmierkur kombiniert werden und soll auch allein sehr häufig zu guten und schnellen Ergebnissen führen.

Dauererfolge mit mehr oder weniger schnellem Rückgang der Seroreaktionen werden berichtet. Somit bedeutet diese maximale interne Frühbehandlung bei ihrer leichten Durchführbarkeit einen großen Fortschritt.

Anscheinend besitzt die angeborene Lues neben geringerer (?) Ansteckungsgefährlichkeit (Czerny) eine größere spontane Heilungstendenz, so daß selbst mittelstarke Kuren günstig wirken können. Freilich darf man sich darauf im Einzelfalle nie verlassen. Sehr gefördert wird die Ausheilung durch neben den Kuren durchgeführte sorgsamste Hautpflege zur Weckung und Stärkung der Abwehrkräfte im Sinne der Eisophylaxie. Die guten Heilerfolge der Heime für syphilitische Kinder (Lilla hemmet in Stockholm usw.) dürften z. T. darauf beruhen.

Bei **älteren Kindern** wird man die kombinierte Therapie mit größeren Dosen Neosalvarsan und Bismogenol je nach Alter und Gewicht durchführen.

Mit 10—14 Jahren werden 0,75—1,0 ccm Bismogenol und 0,3, ja bisweilen selbst 0,35—0,45 g Neosalvarsan (intravenös) 2 mal in der Woche gut vertragen. Die Erscheinungen der **Syphilis congenita tarda** werden mit intensiven kombinierten Kuren ebenso behandelt, und die so hartnäckige Keratitis kommt bei genügender Stärke und Dauer wiederholter Kuren gut, wenn auch langsam, zum Rückgang. Die Umwandlung der positiven Seroreaktionen gelingt bei frischer kongenitaler Lues schneller und besser als bei älterer, bei der sie oft schwer oder nicht zu erreichen ist. Hier leistet die besonders bei positivem Liquorbefund angezeigte Malariabehandlung mit sofort nachfolgenden spezifischen Kuren Gutes (s. oben).

Der hier für die verschiedenen Stadien der erworbenen und angeborenen Syphilis angegebene **Behandlungsplan,** der mit maximalen kombinierten Sa-Bi-Kuren in kurzer Schlagfolge usw. auf die volle Ausheilung nicht nur im Frühstadium hinzielt, soll möglichst vollständig befolgt werden, natürlich bei sorgsamer Anpassung und Berücksichtigung der Individualität des Kranken.

Durch zeitweises kurzes Aussetzen des Salvarsan oder Wismuts (bzw. Hg), Wechsel des Präparats oder Lösung des Neosalvarsan in Kalzium, Zucker usw. wird es der individualisierenden Kunst des Arztes meist gelingen, zum Ziele zu kommen. Dabei ist Verzettelung der Dosen und zu lange Unterbrechung der Kur zu vermeiden, da diese Unterbehandlung nicht nur die Heilung in Frage stellt oder erschwert, sondern auch dem Kranken gefährlich werden und unliebsame Symptome wecken kann (z. B. Neurorezidive, Ikterus, resistente Formen usw.).

Therapieresistente Lues. Als therapie- bzw. Salvarsan-resistente Fälle bezeichnet man solche, die bei einer zu schwachen Dosierung, besonders in Form reiner Salvarsan- oder Bi-Behandlung, keinen Rückgang der Erscheinungen erkennen lassen oder auch durch schnell auftretende, eigenartige, ungewöhnlich gestaltete Rückfälle (Monorezidive usw.) charakterisiert sind. Genügend starke, evtl. über das gewöhnliche Maß gesteigerte kombinierte Salvarsan-Bi-Behandlung pflegt diese Resistenz zu verhindern oder zu brechen. Neben diesen resistenten Formen, bei denen auch die Sp. pall. nicht verschwinden wollen, gibt es noch sog. sero- und liquorresistente Fälle, die besonders kräftiger Behandlung bedürfen und neben Wechsel des Mittels (Salv.-Na statt Neosalvarsan) erhöhte Einzel- und Wochendosis oder Salvarsan-Sättigung erfordern (s. oben).

Heilung der Syphilis und Heiratserlaubnis. Sichere Kennzeichen für die Heilung der zu so langer Latenz neigenden Syphilis besitzen wir leider nicht.

Als Merkmale für die Feststellung der Heilung können in weiterem Sinne angeführt werden:

1. Freisein von allen subjektiven Beschwerden und objektiven Krankheitszeichen, auch am Nerven- und Gefäßsystem.
2. Fehlen krankhafter Veränderungen bei Röntgendurchleuchtung (normales Herz- und Aortenbild usw.).
3. Normaler serologischer Befund mit hinreichend langer Überwachung bei Heranziehung von bewährten Flockungs-, Klärungs- oder Ballungsreaktionen.
4. Ein oder besser mehrfacher gesunder Liquorbefund mit Hilfe der Zisternen- oder Lumbalpunktion nach einigen (2—5) Jahren.
5. Fehlen von Spirochäten, auch bei Überimpfung von Lymphdrüsen, Schankernarben usw. auf Kaninchenhoden.
6. Ausbleiben von Ansteckungen, auch in der Familie, und gesunde Nachkommenschaft (zumal bei Frauen wichtig).
7. Verhältnismäßig häufiger Nachweis typischer Reinfektion mit längerem Intervall bei freiem Liquor, sowie mehrfache Heilung.
8. Weitgehend regelmäßige Erreichung solcher Heilungen mit langer (bis 25jähriger) Beobachtungszeit (bis zu 100%).

Während manche dieser Anzeichen nur allgemeine Bedeutung haben, sind für die Beurteilung des Einzelfalles wertvolle Zeichen das Fehlen aller klinischen Symptome 2, besser 3(—5) Jahre nach Kurschluß (normale Reflexe, Pupillen, Gefäßsystem usw.), dauernd negativer Ausfall der serologischen Reaktionen und normaler Befund im Liquor cerebrospinalis innerhalb der gleichen Zeiten.

Früh behandelte Kranke mit frischer primärer seronegativer Syphilis dürfen als geheilt angesehen werden, wenn $1^1/_2$—2 Jahre nach Abschluß der Kur klinisch, serologisch und im Liquor nichts Krankhaftes mehr nachgewiesen werden kann; provokatorische Salvarsan-Injektion (0,3—0,45 g Neosalvarsan) wird dabei zu noch größerer Sicherheit empfohlen bzw. verlangt. Die Heirat kann unter solchen Bedingungen frühestens $1^1/_2$—2 Jahre bei frischester seronegativer Lues unter Vorbehalt gestattet werden; sonst ist eine mindestens 3—4jährige Wartezeit geboten, je nach Alter der Infektion, Stärke der Kuren und Kurve der Seroreaktionen.

Je älter die Syphilis in Behandlung kommt, je schwächer sie ist und je zäher die Seroreaktionen sich verhalten, um so ungewisser wird unser Urteil über die Ausheilung bleiben. Durch wenigstens 3—4 starke kombinierte Kuren kann auch hier die Infektiosität meist so weit herabgesetzt werden, daß selbst in der Ehe eine Übertragung ausbleibt, wenn erst 4—5 Jahre nach der Infektion die Heirat erfolgt. Allerdings ist in Fällen, in denen die serologischen und Liquorreaktionen auch nach einer dritten Kur noch positiv bleiben, besondere Vorsicht geboten und hier werden besser noch weitere Kuren (bis zu 6) durchgeführt. Ferner soll die Ehefrau klinisch und serologisch überwacht werden (im Falle der Schwangerschaft möglichst schon im 3.—4. Monat).

Die bereits für die chronisch intermittierende Hg-Behandlung aufgestellte, bis auf seltene Ausnahmen praktisch bewährte Regel, daß Männer 3—5 Jahre nach der Infektion ungestraft heiraten dürfen, wenn sie 2 Jahre frei von ansteckungsfähigen Symptomen bleiben, gilt noch viel sicherer für die kombinierte Sa-Bi-Behandlung.

Bei Frauen muß die Eheerlaubnis mit ganz besonderer Vorsicht erteilt, und während der zweiten Hälfte der Gravidität eine kräftige Behandlung mit zwei durch 5wöchige Pause getrennten Sa-Bi-Kuren bis zum Ende der Schwangerschaft durchgeführt werden, wenn noch Zweifel bzgl. der Heilung bestehen.

Abgesehen von der Möglichkeit der Infektion ist natürlich die Frage frühzeitiger Invalidität (viszerale, Gefäß-, Nervensyphilis) von Wichtigkeit für die Heiratsfrage. In dieser Hinsicht kommt den positiven serologischen Reaktionen im Verein mit klinischen Zeichen sowie dem Ergebnis der Liquoruntersuchung größte Bedeutung zu. Wenn 4—5 Jahre seit der Infektion verflossen sind, kann beim Fehlen sonstiger Symptome trotz positiver Seroreaktionen, zumal bei gesundem Liquor und günstigem Röntgenbild der Aorta, die Heirat mit einem gewissen Vorbehalt Männern leichter als Frauen erlaubt werden, da solche Kranke nach dem oben genannten Behandlungsmaß nicht mehr infektiös sind und jahrzehntelang oder dauernd frei von Krankheitserscheinungen bleiben können. Diese Auffassung ist durch vielfache Erfahrung gestützt, wird aber nicht allgemein geteilt.

Für die wirksame **Bekämpfung und Eindämmung der Syphilis** ist von größter Wichtigkeit, daß jeder Arzt dazu beiträgt, die **Früherkennung** und **Frühheilung** der frischen Infektionen zu fördern. **Die volle Ausnutzung der Frühheilungschance der Salvarsan-Präparate** nicht nur bei primärer, sondern auch bei frischer oder älterer sekundärer Syphilis und die sorgsame, über mehrere Jahre sich erstreckende **Überwachung der Behandelten** (nachgehende Fürsorge) zur Feststellung der notwendigen **Wiederholungskuren** sind hierfür von allergrößter Bedeutung. Die **Beratungsstellen** der Landesversicherungsanstalten, die im Bedarfsfalle selbst freie Behandlung vermitteln, sollen in gemeinsamer Arbeit mit den Ärzten zur Erreichung dieses hohen Zieles dienen.

Auf diese Weise muß es bei dem hohen Stande unseres diagnostischen und therapeutischen Könnens gelingen, die Syphilis mehr und mehr einzudämmen. Ein starker Rückgang der frischen Erkrankungen, insbesondere der angeborenen Lues (hier auf $^1/_{10}$ in 12 Jahren) ist da, wo genügend stark behandelt wird, auch bereits festgestellt worden.

FSC
www.fsc.org
MIX
Papier | Fördert gute Waldnutzung
FSC® C083411

Zeitfracht Medien GmbH
Ferdinand-Jühlke-Straße 7
99095 Erfurt, Deutschland
produktsicherheit@kolibri360.de